TRIGGERPUNKTE

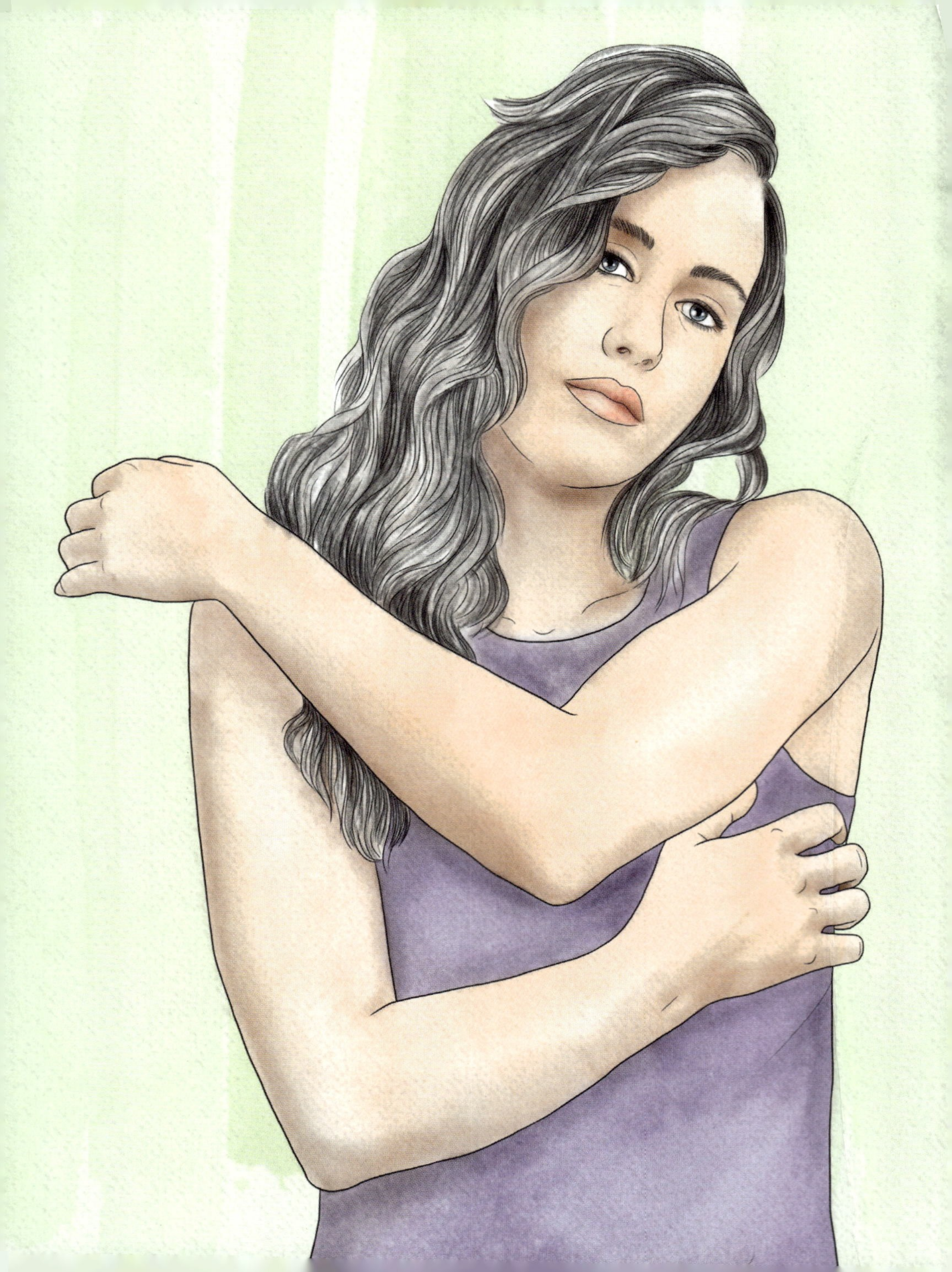

TRIGGERPUNKTE

EINFACHE METHODEN ZUR SCHMERZLINDERUNG

DK

DK London
Lektorat Mary-Clare Jerram, Kiron Gill,
Lesley Malkin, Rona Skene, Dawn Henderson
Gestaltung und Bildredaktion Maxine Pedliham,
Marianne Markham, Mandy Earey, Collette Sadler,
Sadie Thomas, Philippa Nash
Herstellung Heather Blagden, Luca Bazzoli
Illustrationen Fortuna Todisco

Für die deutsche Ausgabe:
Projektbetreuung Doreen Wolff
Herstellungskoordination Claudia Rode
Herstellung Sabine Hüttenkofer, Claudia Bürgers
Covergestaltung: Jürgen Katzenberger,
unter Verwendung von Shutterstock.com: Chipmunk131

Titel der englischen Originalausgabe:
Triggerpoints. Use the power of touch
to live life pain-free.

Übersetzung Wiebke Krabbe, Damlos
Lektorat Cornelia Rüping, München

ISBN 978-3-8310-5345-2
5902-360452-24484-02

Druck und Bindung TBB, a.s., Slowakei

www.dk-verlag.de

INHALT

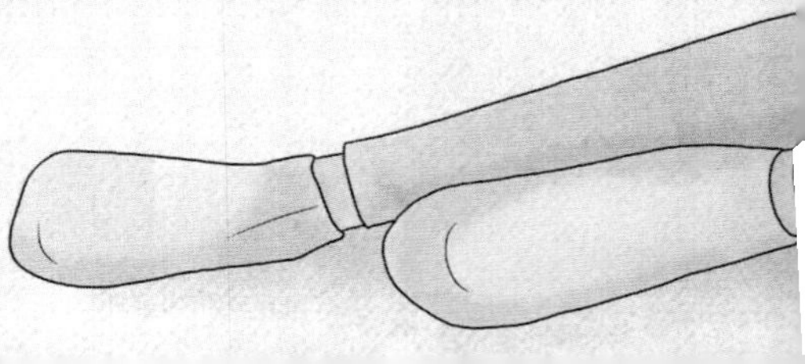

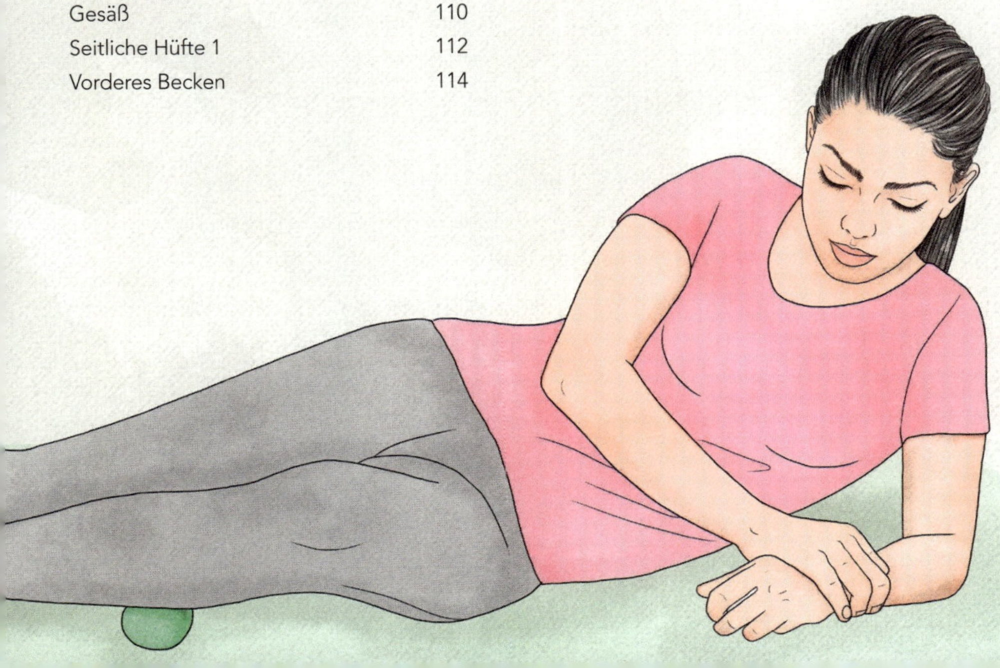

VORWORT

Für viele Menschen ist die moderne Medizin eine echte Hilfe. Gleichzeitig wollen wir gesünder leben und uns bei kleineren Beschwerden selbst helfen. Dieser praktische Ratgeber richtet sich an all diejenigen, die unter chronischen Schmerzen leiden und nach Wegen suchen, sich selbst zu behandeln.

Wenn Sie schon einmal mit Ihren Fingern einen »Knoten« an der Schulter ertastet haben, als Sie eine Verspannung aufspüren und lindern wollten, haben Sie vermutlich einen Triggerpunkt gefunden: eine Verhärtung des Bindegewebes, die Schmerzen oder andere Beschwerden verursacht. Diese Symptome werden manchmal direkt dort spürbar, wo sich die Verhärtung befindet, manchmal an einer ganz anderen Stelle im Körper. Im zweiten Fall spricht man von übertragenem Schmerz. Vor allem wenn er auftritt, werden Triggerpunkte leicht übersehen, oder es wird irrtümlich eine offensichtlichere bekannte Erkrankung diagnostiziert.

Bei meiner klinischen Arbeit habe ich viele Menschen kennengelernt, die an chronischen Schmerzen leiden. Einem Großteil von ihnen wurde nach jahrelangem Leiden und unzähligen Behandlungen lapidar mitgeteilt, sie müssten damit leben. Ich versuche dann, Triggerpunkte zu finden, um die Beschwerden der Betroffenen zu lindern und die Ursache des Problems anzugehen.

Meine Beschäftigung mit dieser Thematik begann mit chronischen Schmerzen. Jahrelang war ich beruflichem Stress ausgesetzt.

Ich verbrachte einerseits viele Stunden am Schreibtisch, andererseits betrieb ich intensiv Sport, darunter Rugby und Langstreckenlauf. Immer wieder einmal traten Schmerzen auf, doch wie viele Menschen ignorierte ich die Warnsignale meines Körpers.

Als es dann zu einem Bandscheibenvorfall kam, war ich arbeitsunfähig und konnte auch meinen geliebten Sport nicht mehr ausüben – und so willigte ich in eine Operation ein. Danach war es mir zwar wieder möglich, mich zu bewegen, aber die Schmerzen blieben. Eine Erklärung dafür konnten mir die Ärzte nicht geben. Um mir selbst zu helfen, orientierte ich mich beruflich neu und absolvierte eine Ausbildung zur Sportmassagetherapeutin. Dabei hörte ich zum ersten Mal von Faszien und Triggerpunkten, und plötzlich sah ich klarer. Ich erfuhr, dass es im ganzen Körper Triggerpunkte gibt, die verschiedenste Beschwerden verursachen können. Seitdem ist es mir ein Anliegen, mein Wissen weiterzugeben und Wege der Selbstbehandlung aufzuzeigen.

In diesem Buch verzichte ich bewusst auf komplizierte medizinische Fachausdrücke. Stattdessen möchte ich einfach und nachvollziehbar beschreiben, was Sie tun können. So ein Buch hätte ich mir gewünscht, als ich damit begann, mich von meinen chronischen Schmerzen zu befreien. Ich hoffe, Sie damit auf Ihrem Weg in ein schmerzfreies Leben ein Stück weit zu unterstützen.

Amanda Oswald

GRUNDLAGEN

WAS SIND TRIGGERPUNKTE?

Triggerpunkte sind Verhärtungen im Bindegewebe (Faszien), die Sie spüren, wenn Sie instinktiv einen Körperbereich massieren, um Schmerzen oder Verspannungen zu lindern. Diese Stellen reagieren stark auf Berührungen und können Schmerzen oder andere Beschwerden verursachen.

TRIGGERPUNKTE AUFSPÜREN

Meist finden sich Triggerpunkte in den Muskeln, sie können aber auch in Bändern und Sehnen auftreten, rund um Gelenke oder in dem Bindegewebe, das Nerven und Knochen umgibt. Manche sind so groß wie ein Golfball, andere so klein wie ein Sandkorn.

Um Verhärtungen dieser Art aufzulösen, wird anhaltender Druck unmittelbar auf die Triggerpunkte ausgeübt. Die Myofascial Release ist hingegen eine sanfte, nicht invasive Therapieform, bei der es darum geht, durch Behandlung des Bindegewebes (der Faszien) Schmerzmuster aufzubrechen. Bezüglich der Behandlung übertragener Schmerzen ähneln sich die Herangehensweisen.

Nicht nur die Lage und die Größe von Triggerpunkten können sich erheblich unterscheiden, sondern auch die von ihnen verursachten Symptome. Wie die Beschwerden und die behandlungsbedürftigen Triggerpunkte jeweils zusammenhängen, lässt sich nicht immer auf den ersten Blick erkennen.

In der direkten Umgebung eines Triggerpunkts können Muskelschmerzen und Bewegungseinschränkungen auftreten. Oft werden Schmerzen aber in einem anderen Körperbereich spürbar. In diesem Fall spricht man von »übertragenen Schmerzen«. Außer Muskelschmerzen können sich Seh-, Schlaf-, Koordinations- und Gleichgewichtsstörungen einstellen.

Weil sich Triggerpunkte medizinisch gesehen nicht so einfach einordnen lassen, werden sie als Ursache von Beschwerden oft übersehen. Oder es wird fälschlicherweise eine andere gesundheitliche Störung diagnostiziert, die besser bekannt ist.

Triggerpunkte finden
Die exakten Positionen von Triggerpunkten lassen sich nicht angeben, denn sie unterscheiden sich von Person zu Person. Die grafischen Darstellungen sollen Ihnen beim systematischen Aufspüren von Problembereichen helfen.

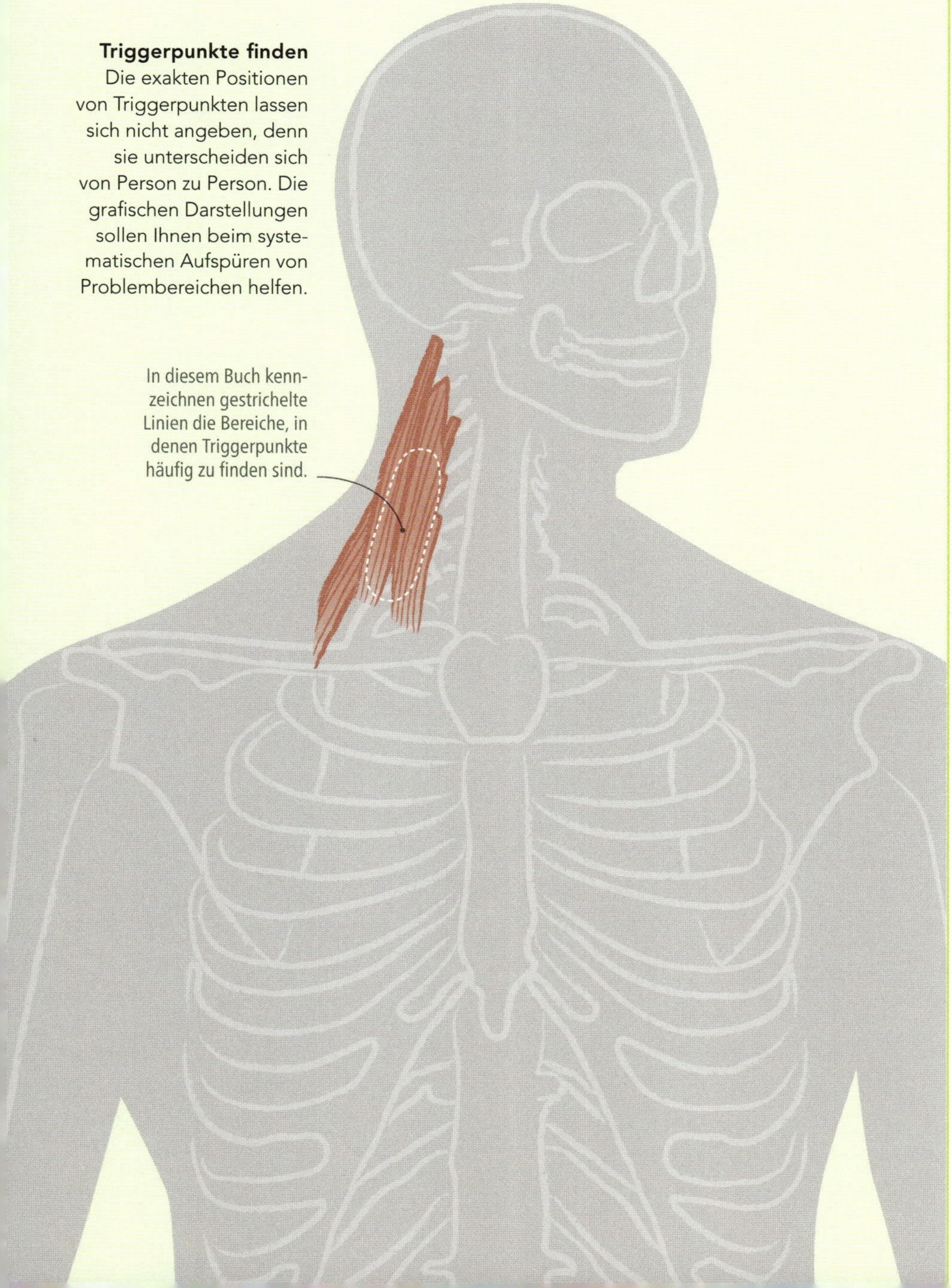

WIE ENTSTEHEN TRIGGERPUNKTE?

Beschwerden, die durch Triggerpunkte ausgelöst werden, treffen fast jeden Menschen einmal. Sie treten beispielsweise nach Unfällen auf, können aber auch durch muskuläre Überbeanspruchung oder alltägliche Belastung entstehen. Hier finden Sie einen Überblick über die häufigsten Ursachen für Triggerpunkte.

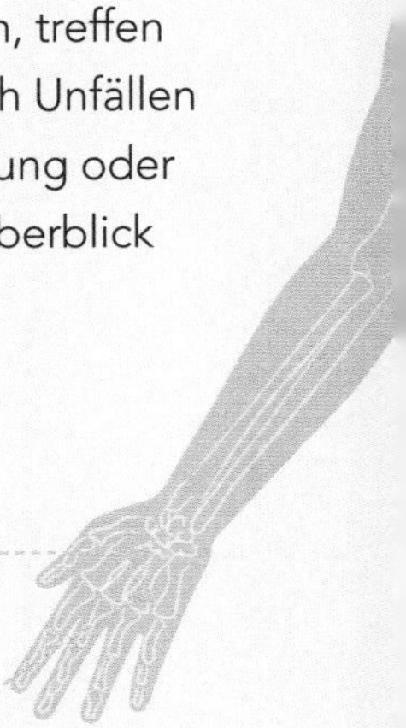

OPERATIONEN UND NARBENGEWEBE
Nach jeder Operation entsteht Narbengewebe. Manchmal ist es auf der Haut sichtbar, manchmal liegt es innen. Narbengewebe kann zur Bildung von Triggerpunkten führen.

VERLETZUNGEN
Jede Verletzung, ob ein kleiner Kratzer oder ein schwerer Unfall, kann Muskeln und anderes Gewebe schädigen. Bei der Heilung kann es zu Störungen und zur Entstehung von Triggerpunkten kommen.

Auslöser erkennen
Bei den meisten Menschen wird die Entstehung von Triggerpunkten durch mehrere der hier genannten Faktoren beeinflusst.

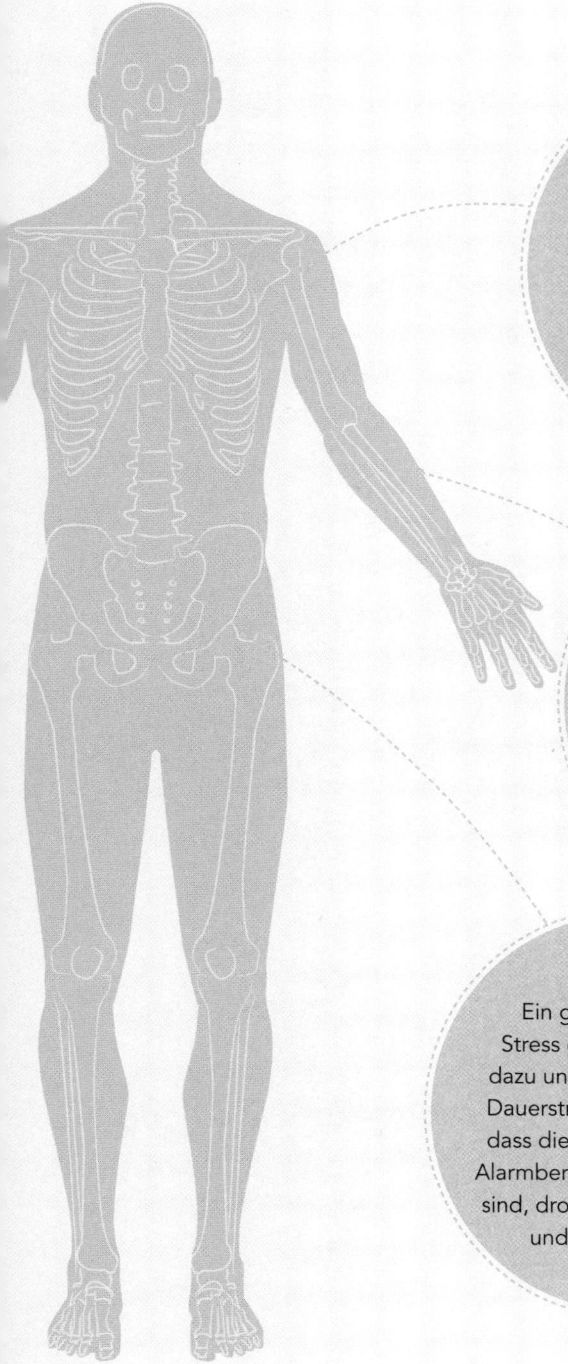

ZU WENIG ODER ZU VIEL BELASTUNG
Sowohl stundenlanges Arbeiten am Schreibtisch als auch übermäßige Muskelbeanspruchung kann Verspannungen auslösen und in der Folge Triggerpunkte verursachen.

HALTUNG
Wenn die Körperhaltung unausgewogen ist, müssen die Muskeln mehr arbeiten, um uns aufrecht und beweglich zu halten. Das kann zur Ermüdung der Muskeln und zu Verhärtungen des Bindegewebes führen.

STRESS
Ein gewisses Maß an Stress gehört zum Leben dazu und ist gesund. Wenn Dauerstress jedoch bewirkt, dass die Muskeln ständig in Alarmbereitschaft angespannt sind, drohen Verspannungen und Triggerpunkte.

VORBEREITUNG

Triggerpunkte können verschiedene Ursachen haben. Meist spielen Faktoren aus dem beruflichen Alltag und der Freizeit eine Rolle, aber auch Haltung oder Stress haben damit zu tun. Die Empfindlichkeiten entstehen allmählich und können dauerhaft bleiben, wenn man einfach weitermacht wie zuvor. Doch wer die möglichen Ursachen kennt, kann seine Gewohnheiten ändern, um sich selbst zu helfen.

SELBSTBEHANDLUNG

Als Erstes geht es darum, Verspannungen zu beseitigen, durch die schmerzhafte Triggerpunkte entstanden sind. Je mehr Sie über die Ursachen wissen, desto besser können Sie Ihre Beschwerden behandeln oder ihnen vorbeugen. Dieses Buch zeigt auf, was Triggerpunkte sind und wo Sie sie finden. Die wichtigsten Triggerpunkte werden nach Körperbereichen geordnet beschrieben, grafische Darstellungen erleichtern die systematische Suche. Kurze Zusammenfassungen der typischen Schmerzprobleme geben Hinweise darauf, welche Triggerpunkte jeweils als Auslöser infrage kommen. Nehmen Sie sich etwas Zeit: Beschäftigen Sie sich mit den Hintergründen, bevor Sie mit der Selbstbehandlung beginnen.

ÜBERTRAGENE SYMPTOME VERSTEHEN

Jedem Triggerpunkt lässt sich ein vorhersehbares Muster von Schmerzen und anderen Beschwerden zuordnen. Wer sich selbst behandeln will, muss diese Muster verstehen.

KEINE EXAKTE WISSENSCHAFT

Die Suche nach Triggerpunkten folgt dem Prinzip von Versuch und Irrtum. Die genauen Positionen können sich von Person zu Person unterscheiden.

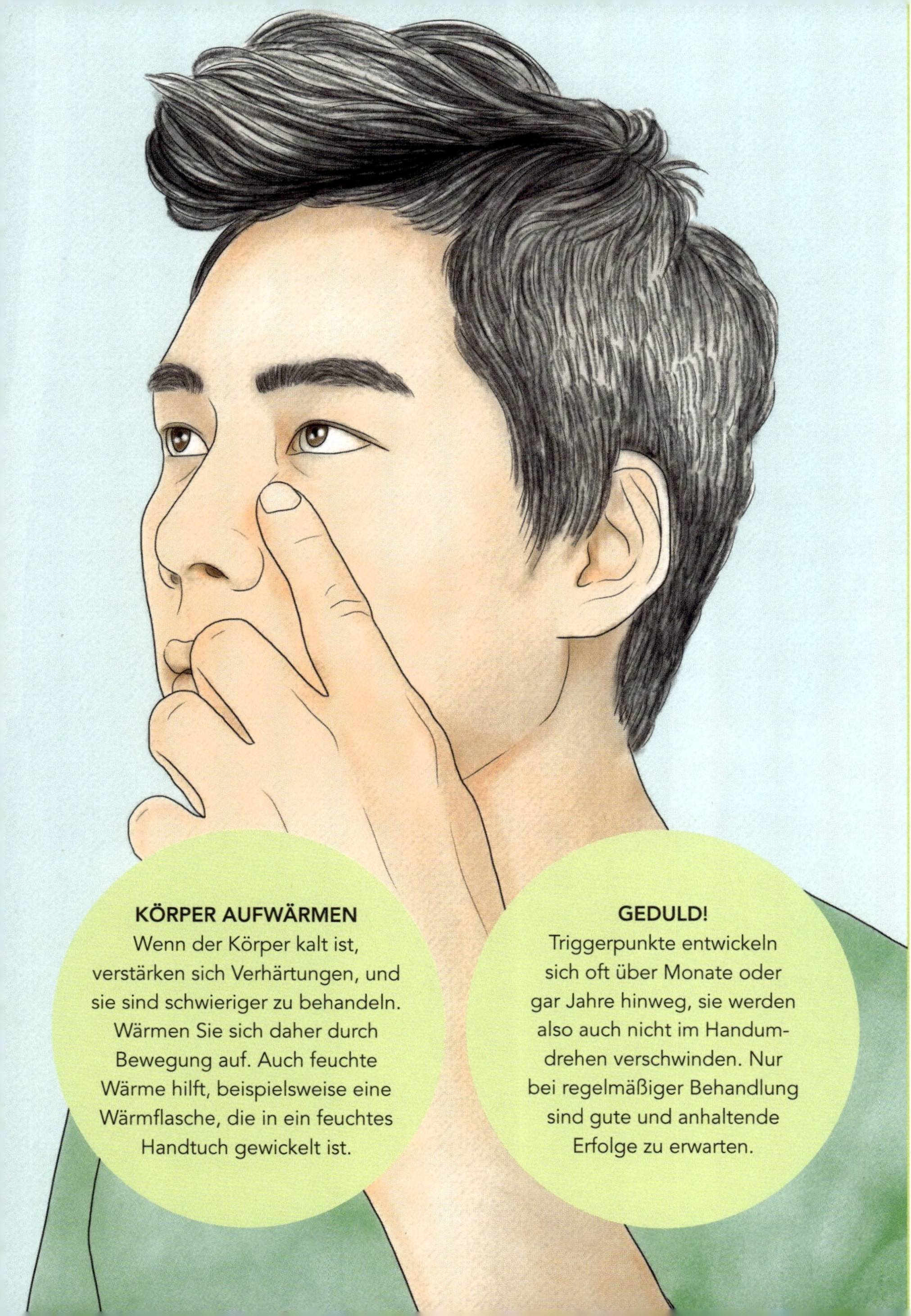

KÖRPER AUFWÄRMEN
Wenn der Körper kalt ist, verstärken sich Verhärtungen, und sie sind schwieriger zu behandeln. Wärmen Sie sich daher durch Bewegung auf. Auch feuchte Wärme hilft, beispielsweise eine Wärmflasche, die in ein feuchtes Handtuch gewickelt ist.

GEDULD!
Triggerpunkte entwickeln sich oft über Monate oder gar Jahre hinweg, sie werden also auch nicht im Handumdrehen verschwinden. Nur bei regelmäßiger Behandlung sind gute und anhaltende Erfolge zu erwarten.

SELBSTANWENDUNG

Indem Sie sich regelmäßig selbst behandeln, können Sie vorhandene Triggerpunkte beseitigen und verhindern, dass sich neue bilden. Jede Maßnahme in diesem Buch ist detailliert erklärt. Lesen Sie nun, was grundsätzlich zu beachten ist, damit Ihre Behandlungen gut anschlagen.

01

Ein Gefühl entwickeln
Triggerpunkte können sich wie Sandkörner, kleine Knötchen oder dickere Knoten anfühlen. Typisch ist, dass sie berührungsempfindlich sind. Manche können übertragene Schmerzen verursachen.

02

Ziele formulieren
Die Behandlung eines Triggerpunkts dient dazu, Verhärtungen und Schmerzen zu mindern. Manchmal tritt die Linderung sofort ein, manchmal auch erst am folgenden Tag.

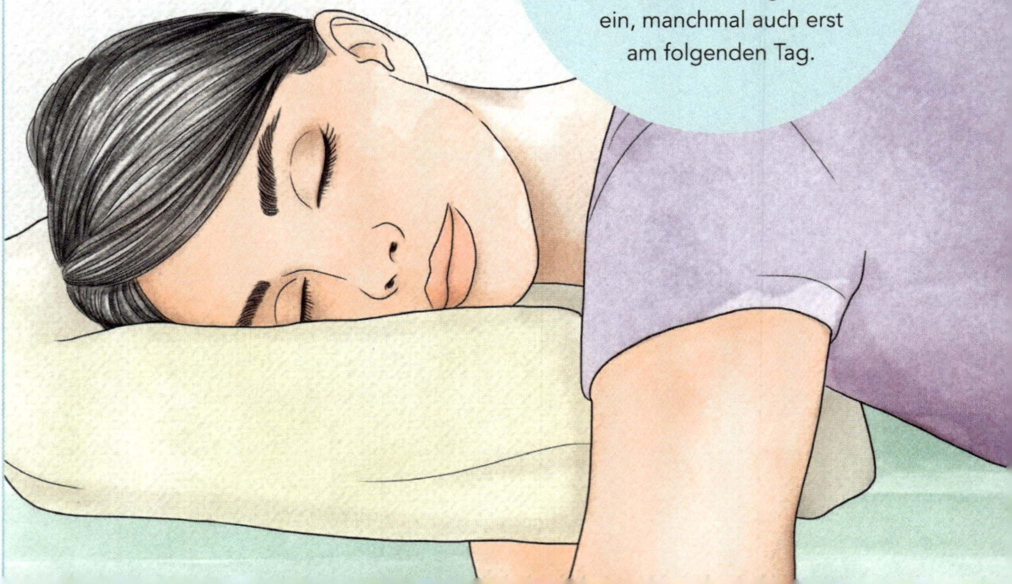

04

Anschließend dehnen
Leichte Dehnübungen nach der Behandlung fördern die Entspannung der Muskeln und unterstützen die Wirkung. Starke Anstrengung unmittelbar im Anschluss sollten Sie vermeiden.

03

Nicht übertreiben
Wenn Sie es zu eilig haben, können Reizungen und weitere Schmerzen auftreten. Behandeln Sie jeweils nur einige Verhärtungen in Ihrem Körper – maximal 30 Minuten pro Tag.

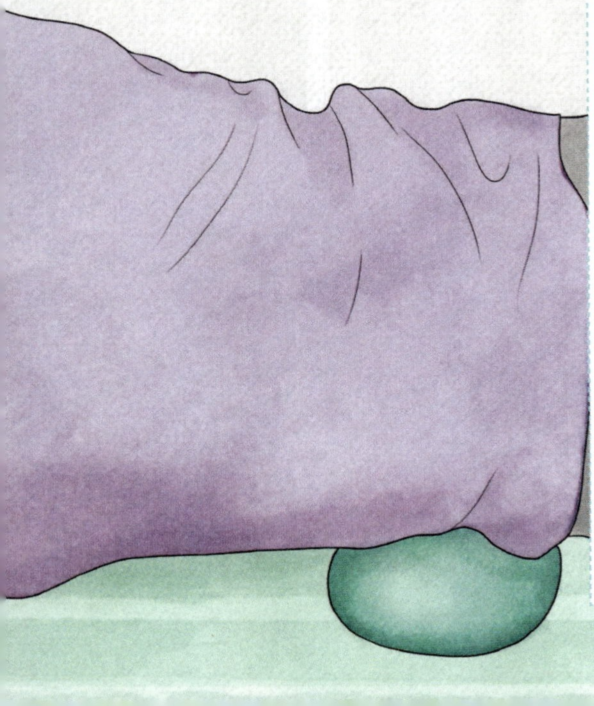

NEUE TRIGGERPUNKTE VERMEIDEN

Selbst Gewohnheiten, die uns gar nicht bewusst sind, können Verspannungen auslösen. Schauen Sie sich zum Beispiel diese Dinge einmal genauer an:

- Ihren Arbeitsplatz (zu Hause oder im Büro)
- Die Position Ihres Autositzes
- Ihre Schlafhaltung
- Freizeitaktivitäten und Sport – oder deren Fehlen
- Wie Sie Ihre Tasche tragen (immer auf derselben Schulter?) und wie schwer sie ist

TRIGGERPUNKTE RICHTIG BEHANDELN

Triggerpunkte können Schmerzen und andere Beschwerden verursachen. Um dem zu begegnen, können Sie sich einfach und ohne Risiken selbst behandeln, und zwar so, wie in diesem Buch beschrieben. Wichtig ist, dass Sie sich Zeit nehmen und vor, während und nach der Selbstanwendung auf die Signale Ihres Körpers hören.

01

Ausprobieren. Sie können Triggerpunkte mit den Handflächen, Fäusten, Daumen, Fingern oder Ellenbogen bearbeiten. Alles, womit Sie den notwendigen Druck gut ausüben können, ist erlaubt.

02

Wenig, aber oft. Die besten Erfolge verspricht eine tägliche Praxis – maximal 30 Minuten pro Tag. Sie können diese Zeit auch für mehrere über den Tag verteilte Behandlungen nutzen.

03

Sanft beginnen, langsam steigern. Sanfter Druck bewirkt, dass Verhärtungen im Gewebe sich lösen. Durch zu starken Druck bewirken Sie eher, dass sich das Gewebe noch mehr verhärtet.

04

In der Komfortzone bleiben. Wenn auf einer Bewertungsskala null für Schmerzfreiheit und zehn für schlimmste Schmerzen steht, sollte die Empfindung während der Behandlung niemals über sieben hinausgehen.

05

Herantasten. Wählen Sie aus dem Hauptteil des Buchs die Behandlung für Ihre Beschwerden aus. Tasten Sie den Muskel ab, bis Sie den Punkt spüren, der verhärtet und berührungsempfindlich ist.

06

Triggerpunkt gefunden. Nun kann Verschiedenes passieren: Muskelzucken bei Berührung, Druckempfindlichkeit, übertragener Schmerz oder andere Ihnen bekannte Beschwerden treten auf.

07

Den Druck bis zu 90 Sekunden aufrechterhalten – bis der Schmerz spürbar nachlässt oder sich die Verhärtung löst. Beenden Sie nach 90 Sekunden diese Druckbehandlung, auch wenn sich keine Veränderung einstellt.

08

Manchmal verändert sich nicht gleich etwas. Spüren Sie auch am nächsten Tag keine Besserung, versuchen Sie es noch einmal. Oder Sie wählen einen anderen Punkt. Wenn der statische Druck unangenehm ist, versuchen Sie es mit einer Knet- oder Streichmassage: etwa zehn kurze, kräftige Striche pro Triggerpunkt.

09

Als Abschluss jeder Behandlung wird der betroffene Körperbereich behutsam gedehnt. Stellen Sie sich dabei vor, wie sich der verhärtete Knoten »entwirrt«.

BÄLLE UND ANDERE HILFSMITTEL

Es ist nicht immer einfach, einen bestimmten Triggerpunkt zu erreichen oder den nötigen Druck aufrechtzuerhalten. In solchen Fällen können Sie Hilfsmittel benutzen. Im Fachhandel ist spezielle Ausstattung erhältlich, Sie können aber genauso gut alltägliche Gegenstände aus dem Haushalt umfunktionieren.

MASSAGESTÄBE

Ein Triggerpunkt-Massagestab sieht aus wie ein Spazierstock mit Verdickungen. Mit solchen Stäben lassen sich schwer zugängliche Partien, beispielsweise zwischen den Schulterblättern, gut erreichen. Sie sind hilfreich für Menschen, die nicht genug Kraft in den Händen haben, um den nötigen Druck auszuüben, oder die in ihrer Bewegung eingeschränkt sind.

FASZIENBÄLLE

Sie sind nützlich, wenn Sie einen Bereich mit Ihren Händen nicht erreichen können. Legen Sie einen Ball auf den Boden, um bestimmte Stellen am Rücken zu behandeln, oder platzieren Sie den Ball zwischen Körper und Wand. Um beide Seiten der Wirbelsäule gleichzeitig zu behandeln, stecken Sie zwei Bälle in einen Beutel. So vermeiden Sie direkten Druck auf die empfindlichen Wirbel.

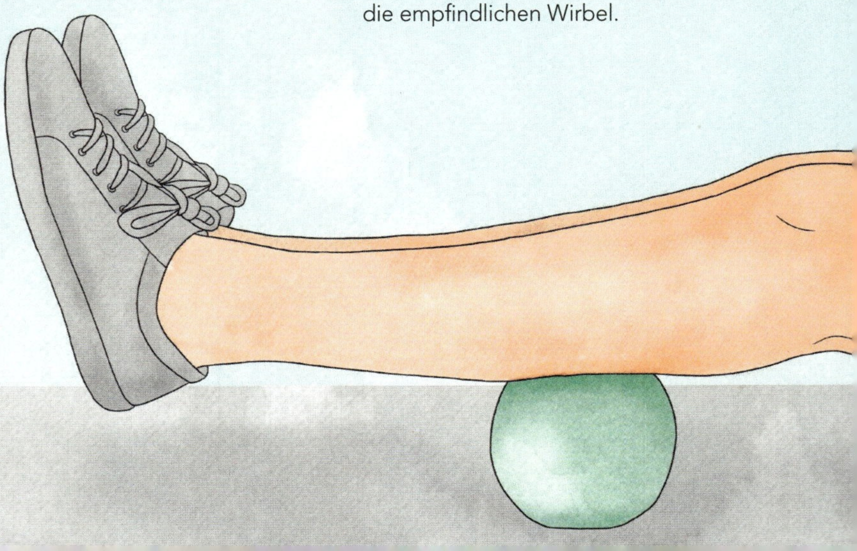

Tennis- und Squashbälle
Viele Menschen kommen gut mit Tennisbällen zurecht, weil diese eine gute Größe haben. Um den Druck auf eine bestimmte Stelle zu intensivieren, eignet sich auch ein kleinerer, härterer Squashball. Der Fachhandel bietet Bälle in verschiedenen Größen und Härtegraden an.

Aufblasbare Bälle
Aufblasbare Faszienbälle sind etwas größer als Tennisbälle und nicht ganz so hart. Darum eignen sie sich für die Behandlung mit sanfterem, diffusem Druck. Derartige Bälle sind im Kombi-Paket mit Beutel, zur gleichzeitigen Verwendung von zwei Bällen, sowie mit den dazu passenden Pumpen im Fachhandel erhältlich.

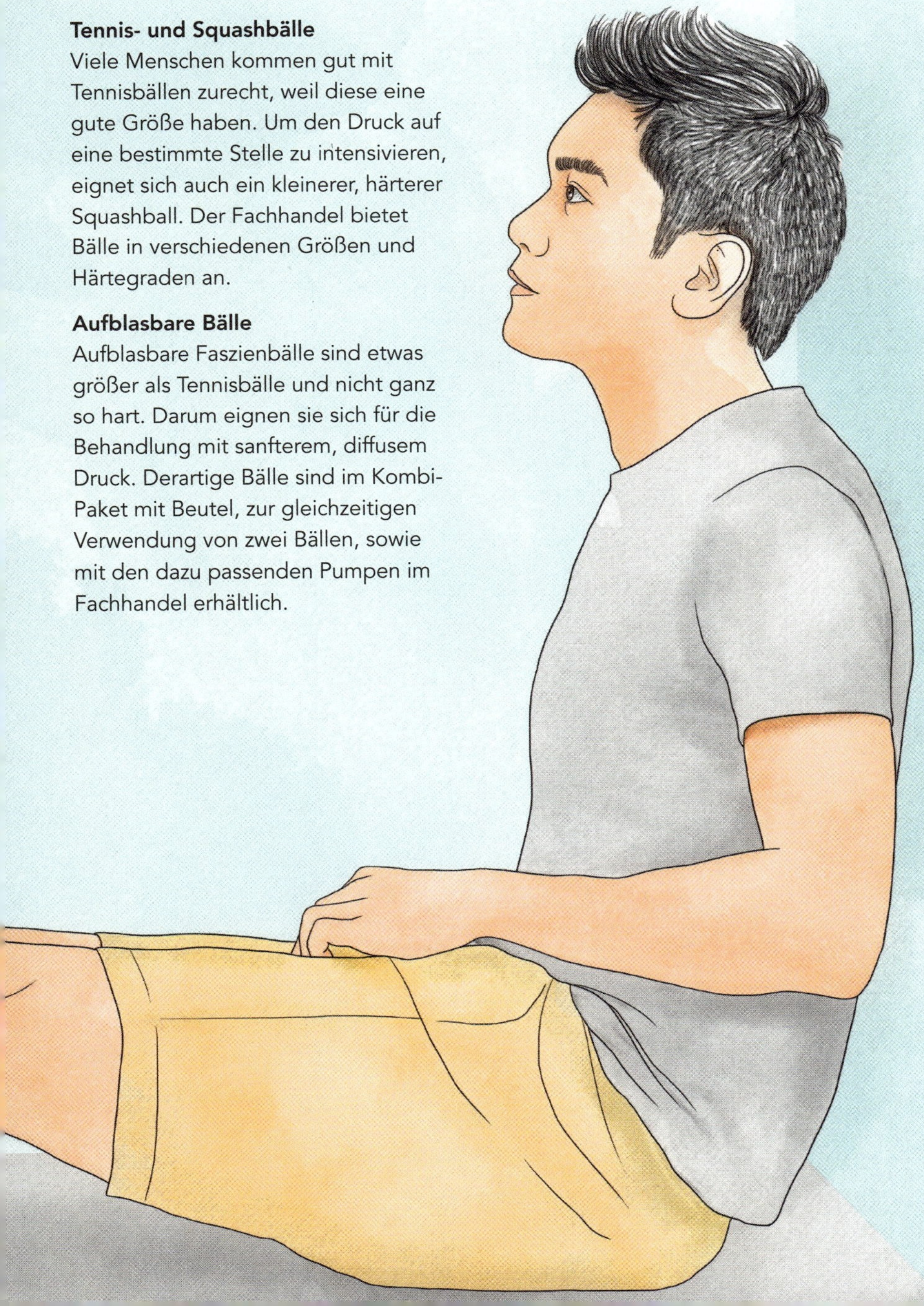

PUNKTGENAUE BEHANDLUNG

KOPF UND NACKEN

Zu den meistverbreiteten Schmerzen gehören Kopfschmerzen, Migräne und damit einhergehende Beschwerden im Nacken. Die Triggerpunkte, die solche Beschwerden verursachen, liegen im Bereich von Kopf und Hals, aber auch in anderen Körperregionen wie den Schultern und dem oberen Rücken.

URSACHEN DER TRIGGERPUNKTE

• Verspannungen im Nacken, vor allem durch stundenlange Bildschirmarbeit, sind eine Hauptursache von Triggerpunkten, die Kopf- und Nackenschmerzen bewirken.

• Auch Muskelverspannungen nach Verletzung können dazu führen, dass sich Triggerpunkte bilden und Schmerzen im betreffenden Bereich entstehen.

TYPISCHE BESCHWERDEN

• Pochende, stechende oder bohrende Kopfschmerzen, stechender Schmerz um das Auge herum, dumpfe Schmerzen.

• Migräne mit typischen Begleiterscheinungen wie Übelkeit, Erbrechen, Licht- und Geräuschempfindlichkeit, Sehstörungen und Schwindel. Im Fall der stummen Migräne kein Schmerz im engeren Sinn.

• Nackensteifheit, vor allem Einschränkung der seitlichen Drehbewegung.

• Spannungskopfschmerzen, die oft wie ein enges Band um den Kopf oder vom Nacken über den Oberkopf beschrieben werden.

• Cluster-Kopfschmerzen, meist einseitig und bohrend, manchmal in Verbindung mit anderen Symptomen wie tränenden Augen. Sie treten schubweise auf und gehen oft mit Wetterveränderungen einher.

• New daily persistent headache (NDPH): plötzlich und ohne erkennbaren Grund einsetzende Schmerzen, die täglich auftreten.

• Torticollis (Schiefhals), Fehlhaltung des Halses, häufig als Folge einer ungünstigen Schlafposition.

• Schmerzen durch ein Schleudertrauma, die Wochen oder Monate nach dem eigentlichen Vorfall einsetzen können.

Schmerzmuster
Position und Art der Kopf- und Nackenschmerzen können Hinweise darauf geben, wo sich die auslösenden Triggerpunkte befinden.

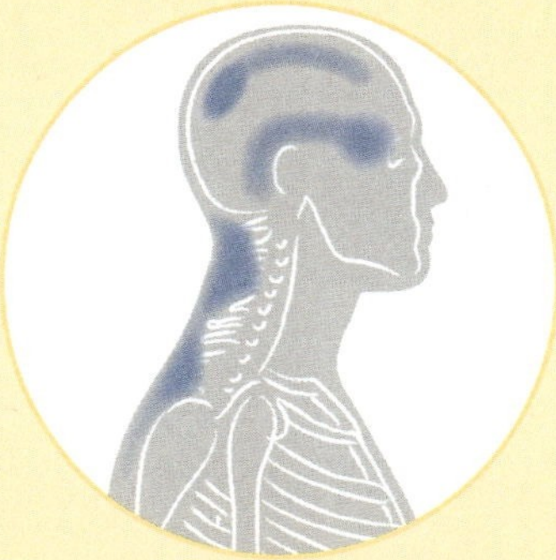

Häufige Triggerpunkte:
HINTERER HALS, Seite 28–29

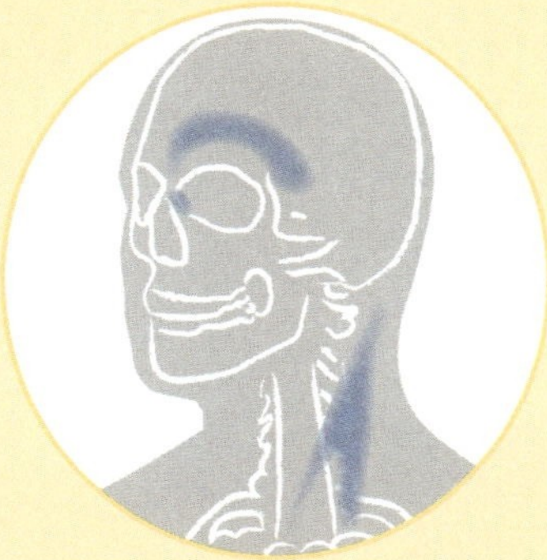

Häufige Triggerpunkte:
SEITLICHER HALS 1, Seite 30–31

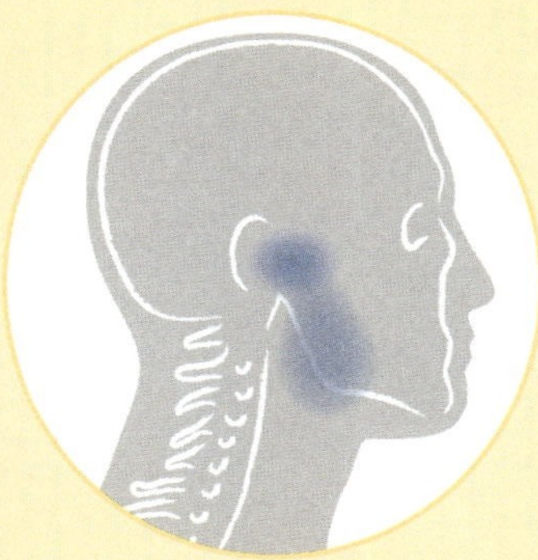

Häufige Triggerpunkte:
SCHLÄFEN, Seite 44–45

Bitte umblättern ▶▶

Triggerpunkte finden
Die Abbildungen helfen Ihnen dabei, wahrscheinliche Triggerpunkte und geeignete Behandlungsmöglichkeiten zu finden.

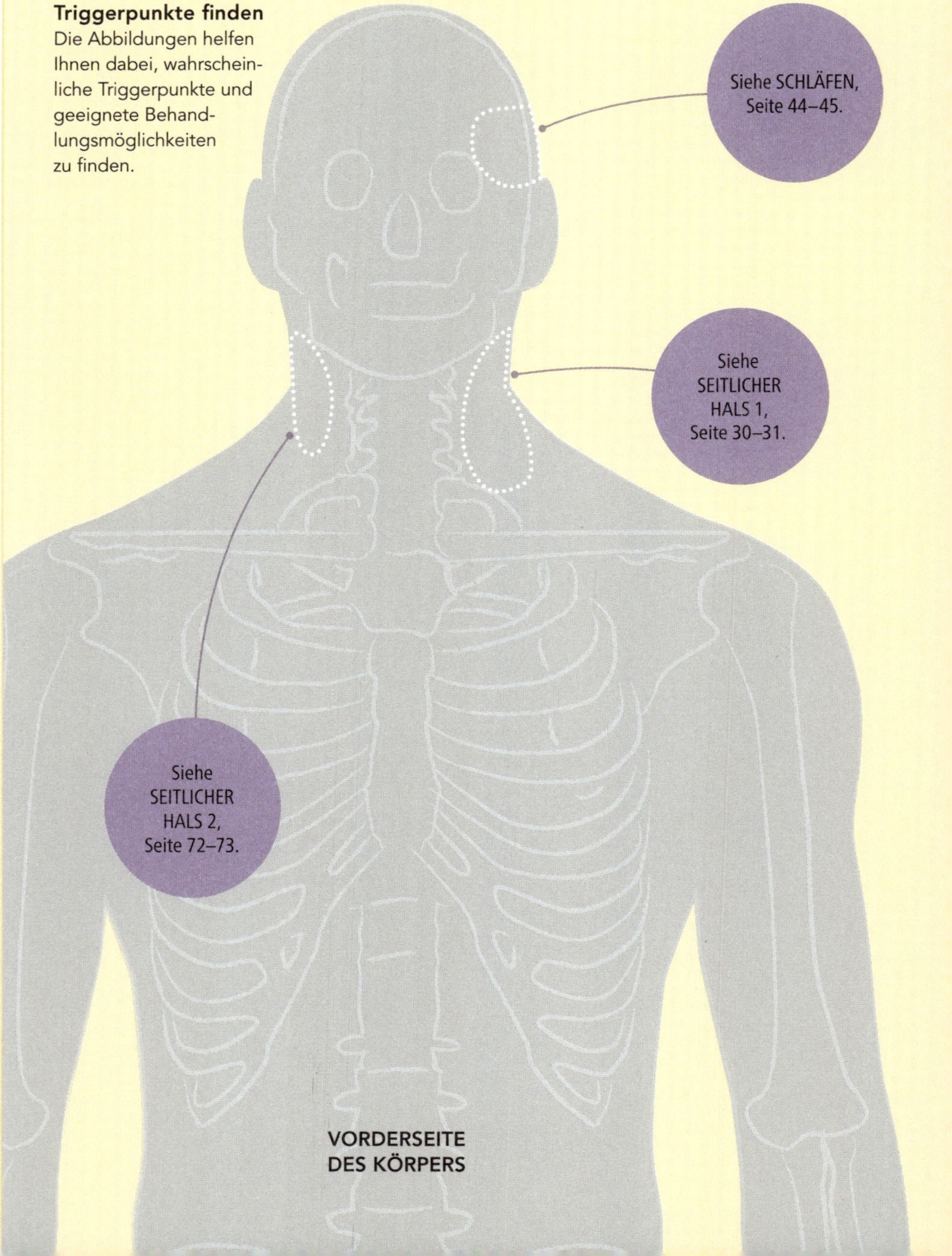

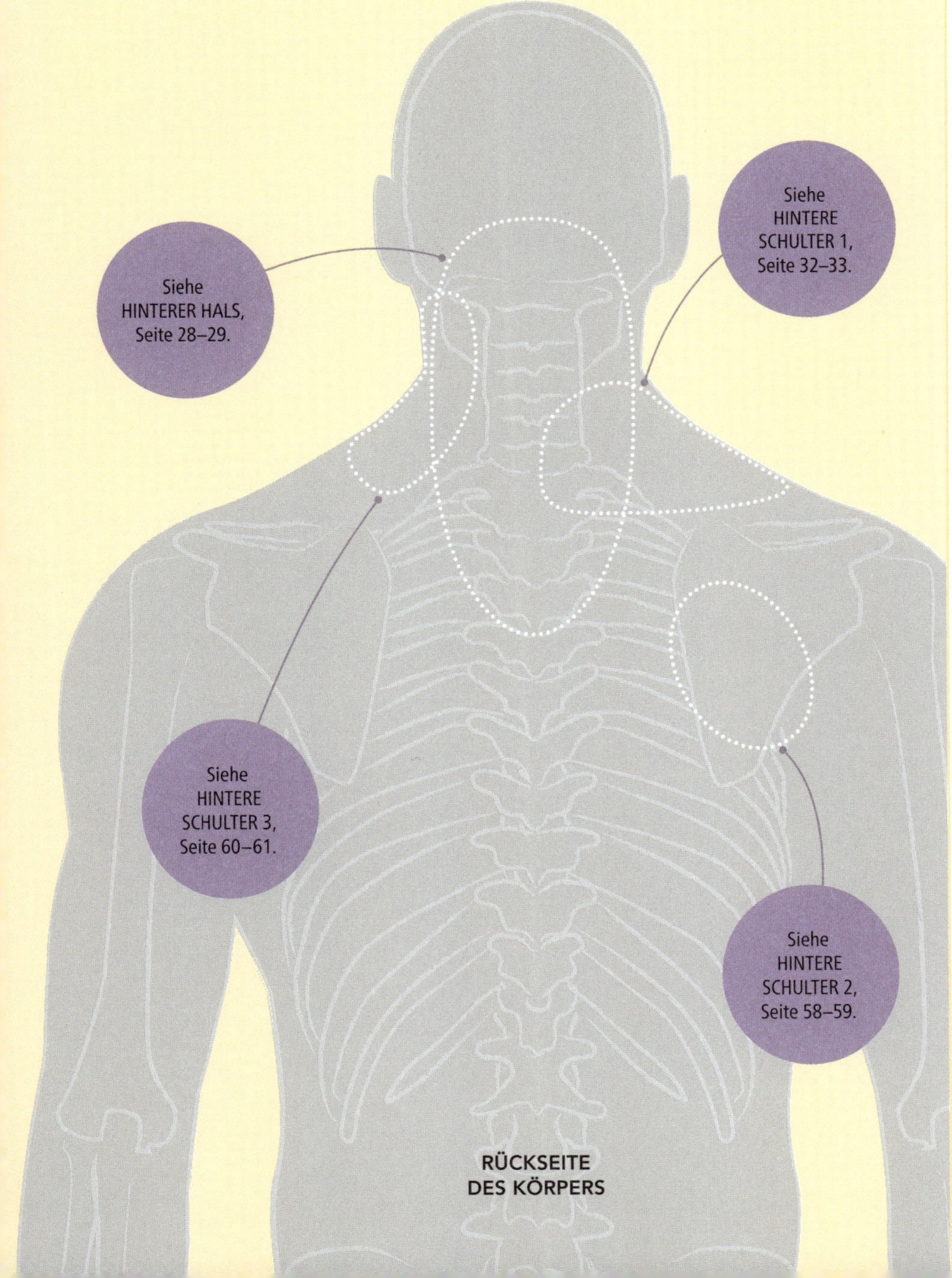
Siehe
HINTERER HALS,
Seite 28–29.
Siehe
HINTERE
SCHULTER 1,
Seite 32–33.
Siehe
HINTERE
SCHULTER 3,
Seite 60–61.
Siehe
HINTERE
SCHULTER 2,
Seite 58–59.
RÜCKSEITE
DES KÖRPERS

HINTERER HALS

Mehrere Muskeln verbinden Rücken und Hals mit dem unteren Rand des Schädels im Nacken. Triggerpunkte, die in diesem Bereich liegen, können Nackenschmerzen und -steifheit auslösen, ebenso Kopfschmerzen und ein brennendes Gefühl der Kopfhaut. Triggerpunkte in den Muskeln, die für die Augenbewegung zuständig sind, können schmerzende Augen und Sehstörungen verursachen.

TYPISCHE SCHMERZMUSTER

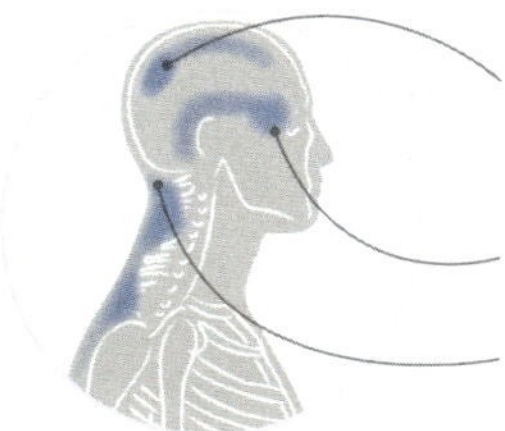

BETEILIGTE MUSKELN

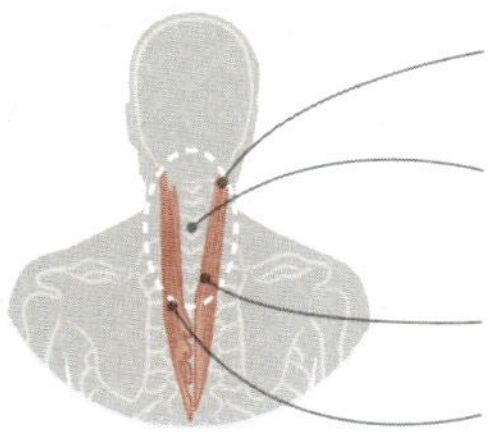

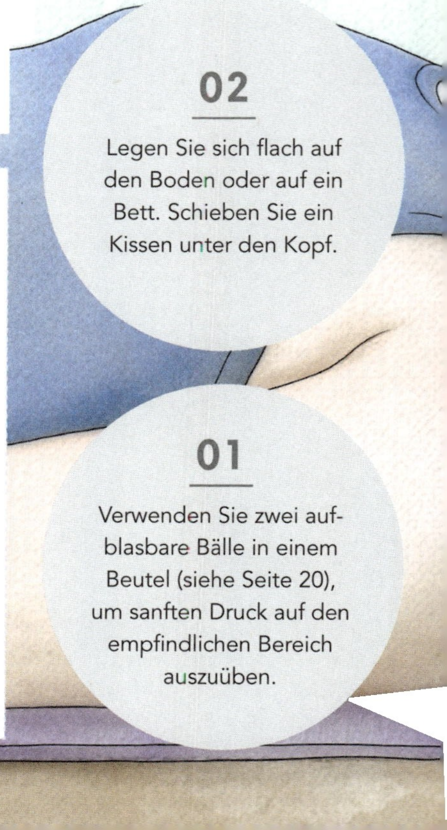

01

Verwenden Sie zwei aufblasbare Bälle in einem Beutel (siehe Seite 20), um sanften Druck auf den empfindlichen Bereich auszuüben.

02

Legen Sie sich flach auf den Boden oder auf ein Bett. Schieben Sie ein Kissen unter den Kopf.

03

Platzieren Sie die Bälle direkt unter den unteren Rand Ihres Schädels, je einen auf jeder Seite der oberen Wirbelsäule.

04

Sie liegen auf den Bällen. Das Gewicht von Kopf und Hals genügt, um den notwendigen Druck auf die Triggerpunkte auszuüben. Wenn Linderung eintritt oder spätestens nach 90 Sekunden die Behandlung beenden.

05

Um tiefer liegende Triggerpunkte zu behandeln, verschieben Sie die Bälle ein Stück und wiederholen Schritt 4.

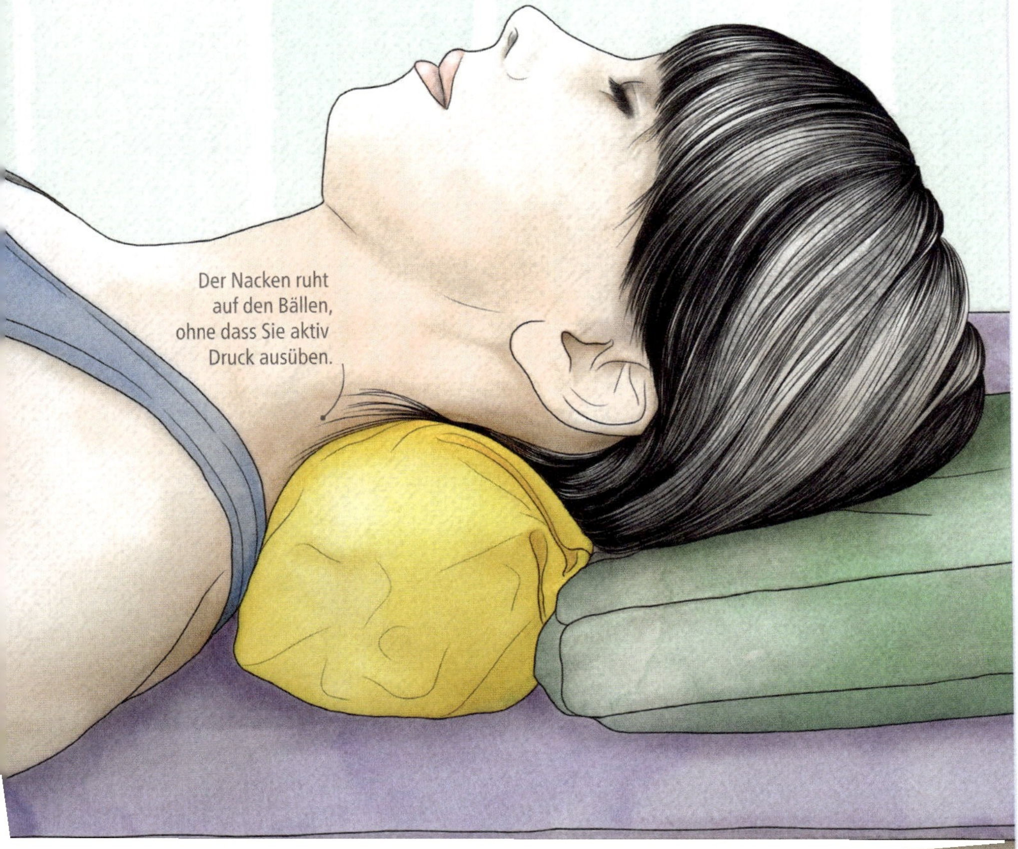

SEITLICHER HALS 1

Sternocleidomastoideus heißen die beiden Muskeln, die von Brust- und Schlüsselbein seitlich am Hals bis hinter das Ohr führen. Sie ermöglichen die Drehung des Kopfs, etwa beim Blick über die Schulter. Triggerpunkte in diesem Bereich können Spannungskopfschmerzen, Hals- und Nebenhöhlenbeschwerden, Schwindel, Tinnitus, Ohren- und Kieferschmerzen sowie trockenen Husten auslösen.

TYPISCHE SCHMERZMUSTER

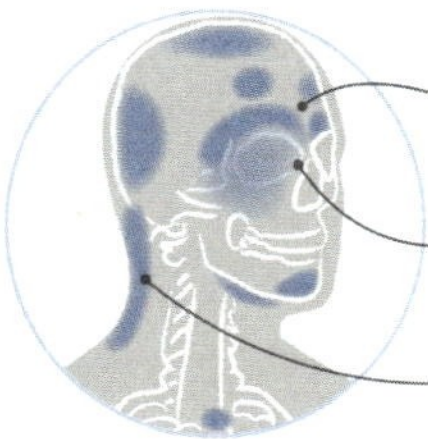

BETEILIGTE MUSKELN

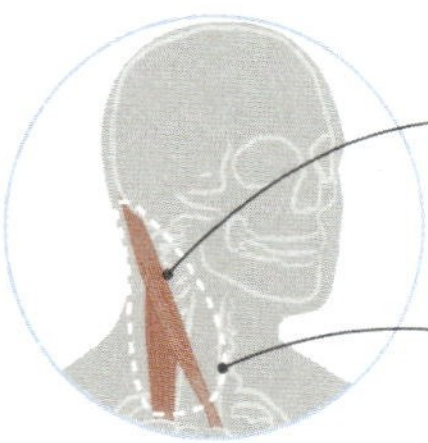

01

Um den SCM zu entspannen, drehen Sie den Kopf zu der Seite, die Sie zuerst behandeln wollen. Neigen Sie den Kopf leicht zur Schulter.

02

Mit der Hand, die der zu behandelnden Seite gegenüber liegt, nehmen Sie den Muskelstrang zwischen Daumen und Fingern.

03

Halten Sie den Muskel wie mit einer Pinzette. Er fühlt sich anfangs wie ein rutschiges Seil an, aber mit etwas Übung entwickeln Sie ein Gefühl für den richtigen Griff.

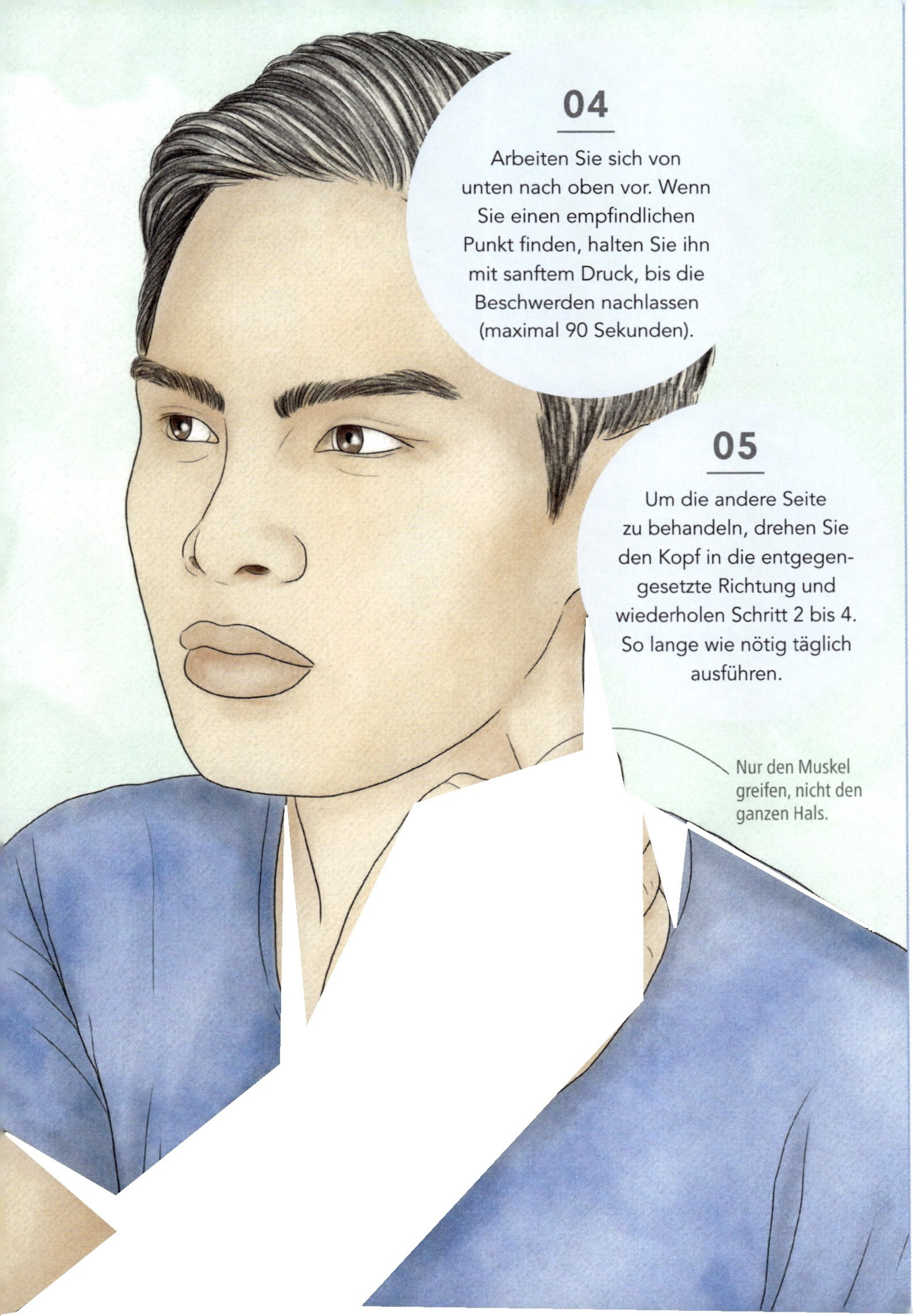

04

Arbeiten Sie sich von unten nach oben vor. Wenn Sie einen empfindlichen Punkt finden, halten Sie ihn mit sanftem Druck, bis die Beschwerden nachlassen (maximal 90 Sekunden).

05

Um die andere Seite zu behandeln, drehen Sie den Kopf in die entgegengesetzte Richtung und wiederholen Schritt 2 bis 4. So lange wie nötig täglich ausführen.

HINTERE SCHULTER 1

Triggerpunkte im oberen *Trapezius*-Muskel sind oft die Ursache für Spannungskopfschmerzen und Schmerzen, die wie ein Fragezeichen um das Ohr verlaufen. Verspannungen können auch zu Kiefer- und Nackenschmerzen führen. Hier wird gezeigt, wie Sie diese Triggerpunkte mit der Hand bearbeiten. Möglich ist auch die Behandlung mit einem Ball an einer Wand (siehe Seite 20).

TYPISCHE SCHMERZMUSTER

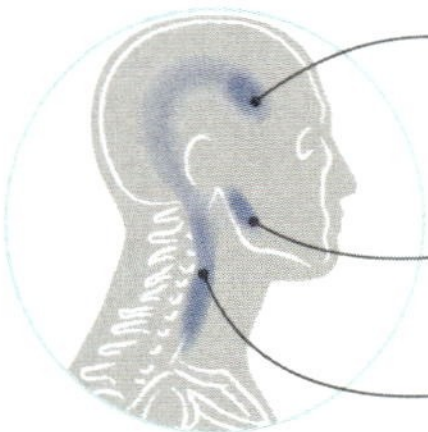

BETEILIGTE MUSKELN

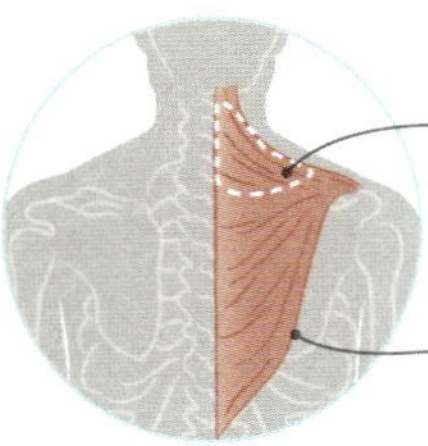

01

Mit der Hand, die der schmerzenden Seite gegenüberliegt, ertasten Sie den oberen *Trapezius* auf der Schulter. Die Finger auf der Schulter in der Nähe des Halsansatzes aufsetzen.

02

Den Muskel zwischen Daumen und Fingern zusammendrücken, um Triggerpunkte zu finden. Solche Punkte sind berührungsempfindlich. Sie können Kopfschmerzen, Kieferschmerzen oder Nackenverspannungen auslösen.

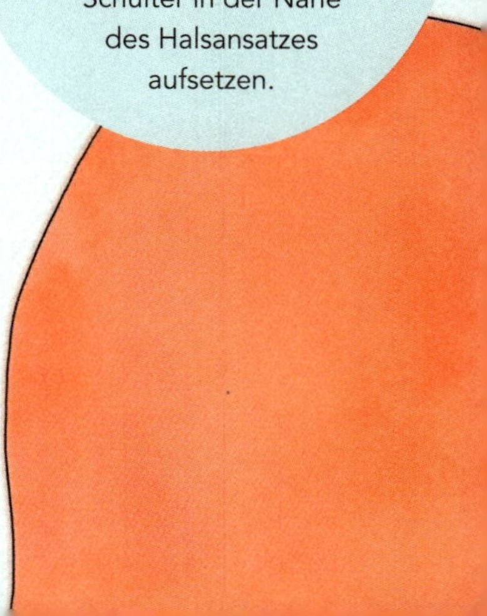

03

Wenn Sie einen Triggerpunkt finden, üben Sie bis zu 90 Sekunden lang Druck aus. Ist dies schmerzhaft, können Sie die Behandlung schon vor Ablauf der 90 Sekunden beenden, wenn der Schmerz nachlässt.

04

Arbeiten Sie sich am Muskel voran, um weitere Triggerpunkte zu finden. Wiederholen Sie gegebenenfalls Schritt 3.

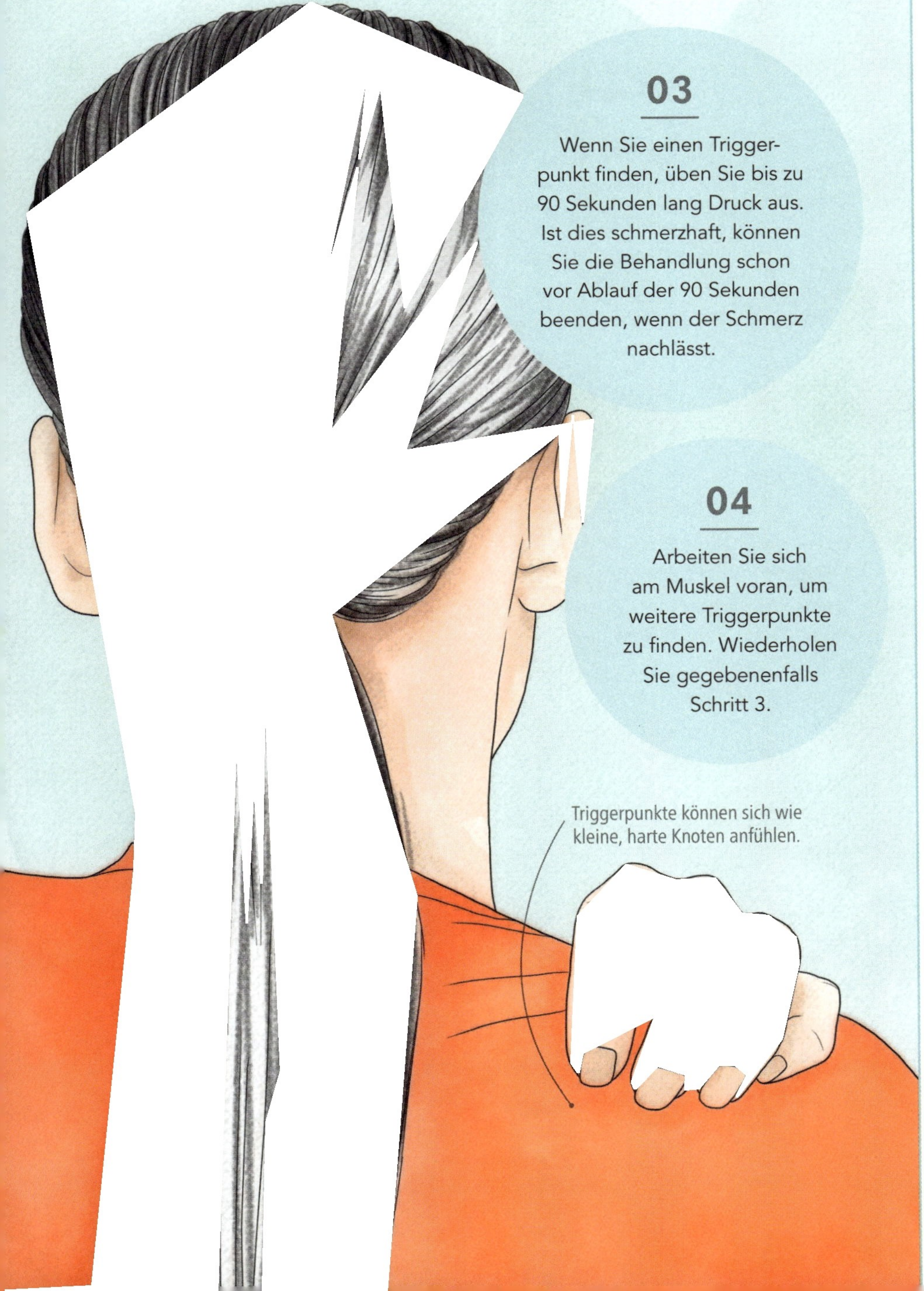

KIEFER, OHR UND GESICHT

Die häufigsten Ursachen für Schmerzen im Gesicht sind Beschwerden an den Kiefergelenken oder Kiefermuskeln, auch als temporomandibuläre Dysfunktion (TMD) bezeichnet. Ausgelöst werden die Symptome oft durch Triggerpunkte in der Muskulatur von Gesicht, Kiefer, Mund und Hals.

URSACHEN DER TRIGGERPUNKTE

- Die Kiefermuskeln sind, gemessen an ihrer Größe, die stärksten Muskeln des Körpers. Durch starkes Zusammenbeißen der Zähne, meist bei Stress, können in diesem Bereich Triggerpunkte entstehen.
- Nächtliches Zähneknirschen (Bruxismus) kann ebenfalls zur Entwicklung von Triggerpunkten im Kiefer führen. Eine Schiene kann die Zähne schützen, aber auch den Biss verändern und dadurch die Bildung von Triggerpunkten begünstigen.
- Durch längeres Offenhalten des Munds, etwa bei einer Zahnbehandlung, können Triggerpunkte entstehen.
- Triggerpunkte im Kiefer können Schmerzen und andere Beschwerden weiträumig in den Kopf und die Ohren übertragen.

TYPISCHE BESCHWERDEN

- TMD und Kieferschmerzen, auch starke Schmerzen in einem oder beiden Kiefergelenken, vor allem beim Kauen.
- Knackgeräusche im Kiefer und Schwierigkeiten beim Öffnen und Schließen des Munds.
- Schmerzen im Gesicht, verschwommenes Sehen, tränende Augen, verstopfte Nebenhöhlen und Taubheitsgefühle.
- Tinnitus; diese Ohrgeräusche werden als Klingeln, Summen, Knirschen, Pfeifen oder Sausen wahrgenommen. Die Beschwerden sind nachts oft stärker und können bei manchen Betroffenen durch eine bestimmte Kopfhaltung verstärkt werden. Bei manchen Patienten entstehen die Beschwerden durch Anspannung.

Schmerzmuster

Position und Art der Schmerzen in Kiefer, Ohr und Gesicht können Hinweise darauf geben, wo sich die auslösenden Triggerpunkte befinden.

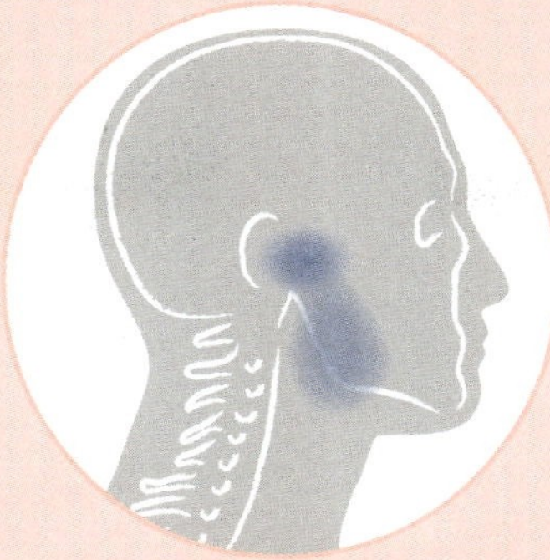

Häufige Triggerpunkte:
KIEFER, Seite 38–39

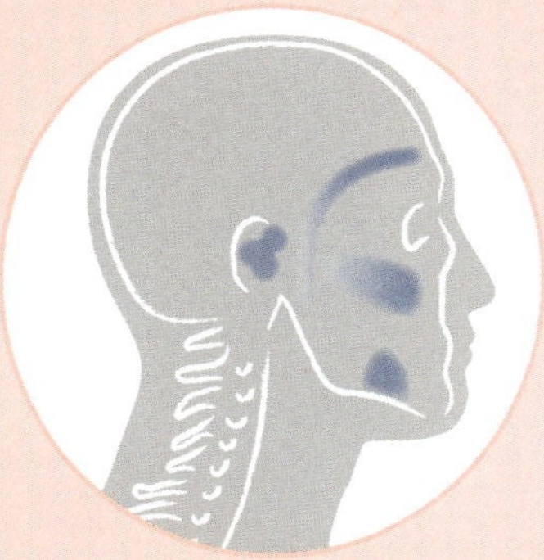

Häufige Triggerpunkte:
MUNDHÖHLE 1, Seite 40–41

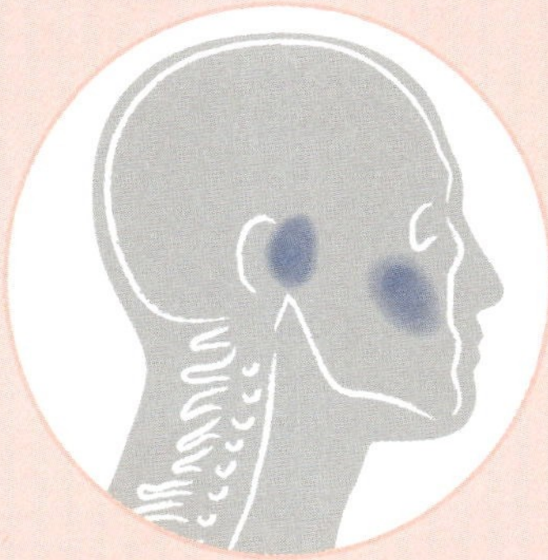

Häufige Triggerpunkte:
MUNDHÖHLE 2, Seite 42–43

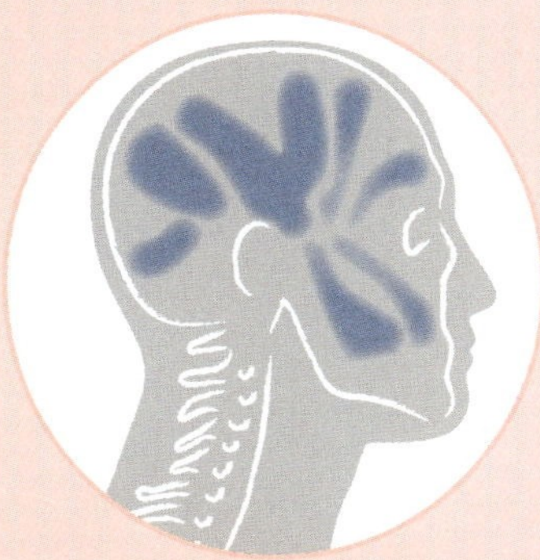

Häufige Triggerpunkte:
SCHLÄFEN, Seite 44–45

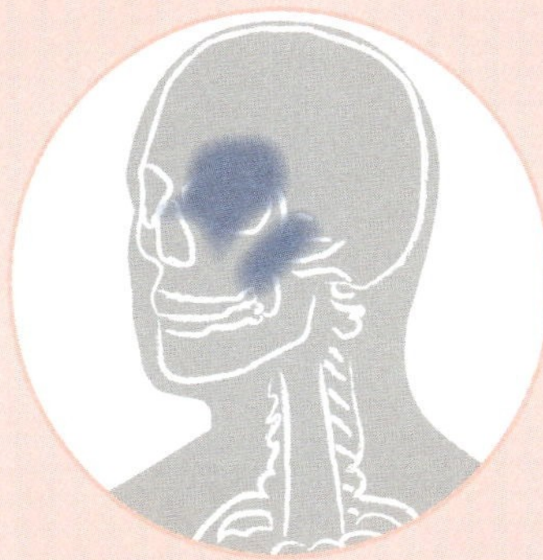

Häufige Triggerpunkte:
GESICHT, Seite 46–47

Bitte umblättern ▶▶

Triggerpunkte finden
Die Abbildungen helfen Ihnen dabei, wahrscheinliche Triggerpunkte und geeignete Behandlungsmöglichkeiten zu finden.

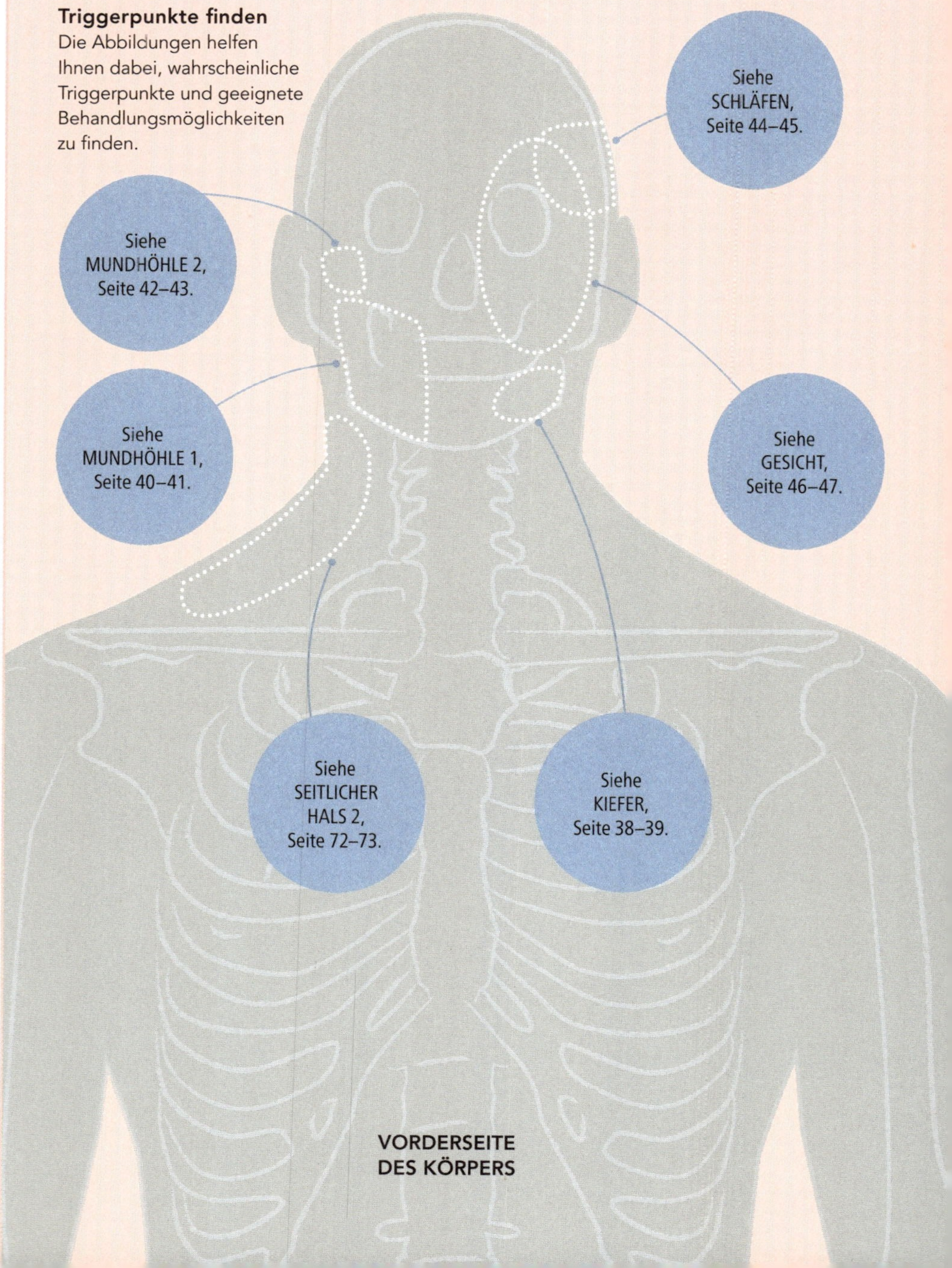

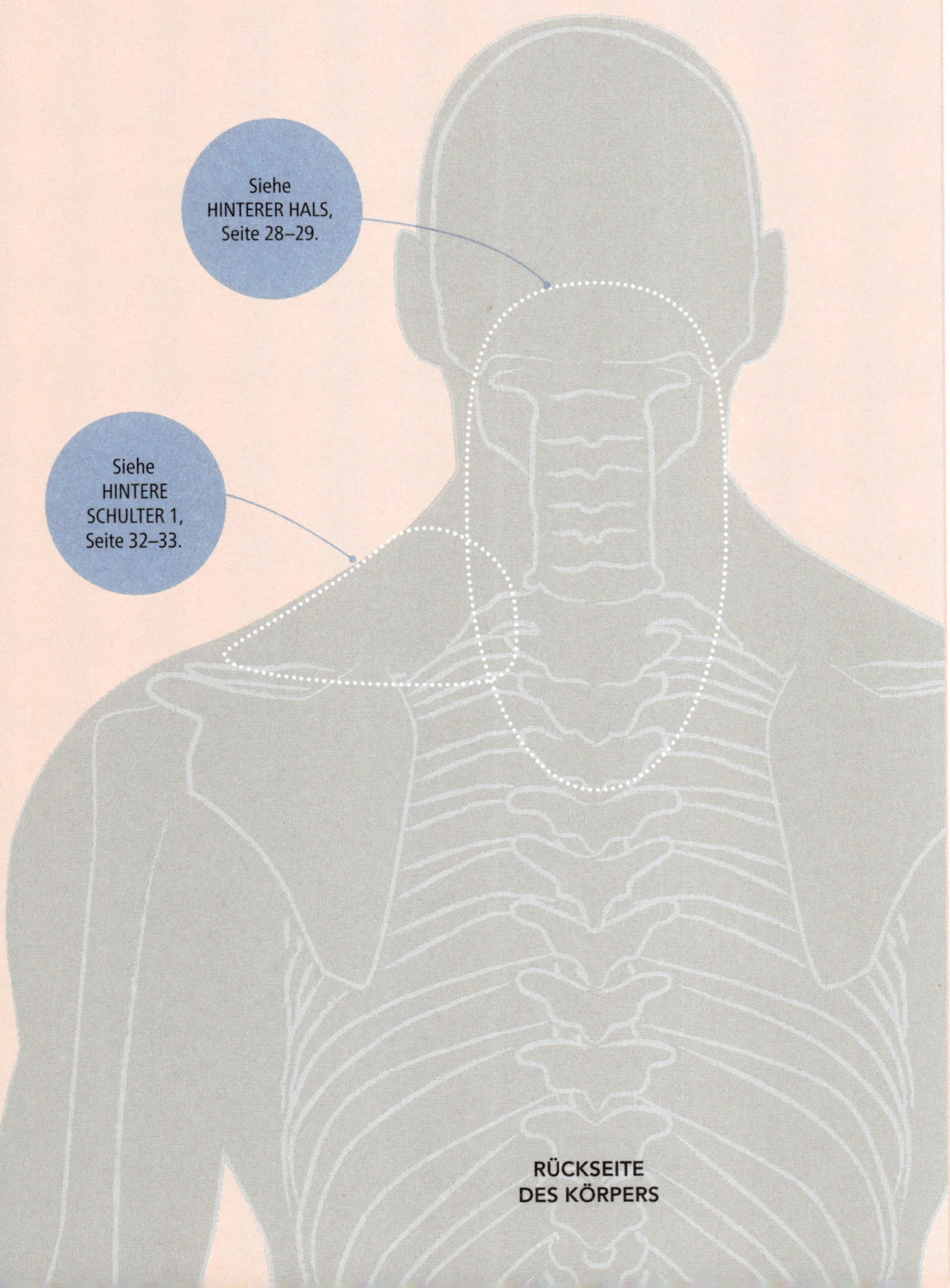
Siehe
HINTERER HALS,
Seite 28–29.
Siehe
HINTERE
SCHULTER 1,
Seite 32–33.
RÜCKSEITE
DES KÖRPERS

KIEFER

Vor allem durch Stress und längere Zahnbehandlungen kann es zu starken Verspannungen der Kiefermuskulatur kommen. *Pterygoideus medialis* heißen die beiden Muskeln auf der rechten und linken Innenseite der Kieferknochen, *Masseter* (siehe Seite 40–41) ihre Gegenstücke auf der Außenseite. Triggerpunkte in diesem Bereich können zu Schmerzen in Kiefer, Rachen und Mund führen und das Öffnen des Munds beeinträchtigen.

TYPISCHE SCHMERZMUSTER

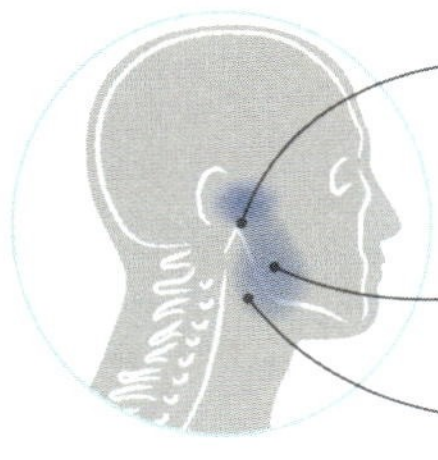

BETEILIGTE MUSKELN

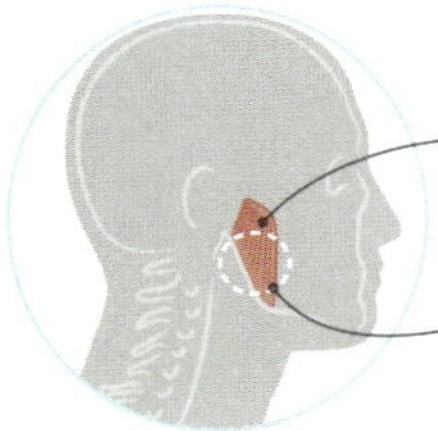

01

Ertasten Sie mit dem Daumen der Hand, die sich auf der schmerzenden Seite befindet, die Ecke des Kieferknochens unterhalb des Ohrs.

02

Streichen Sie nun ein kleines Stück Richtung Kinn, bis Sie in der Knochenkante eine kleine Kerbe spüren.

03

Den Daumen aufwärts direkt in das weiche Gewebe auf der Innenseite des Knochens drücken. Behutsam drücken und langsam steigern, denn dieser Bereich ist sehr empfindlich.

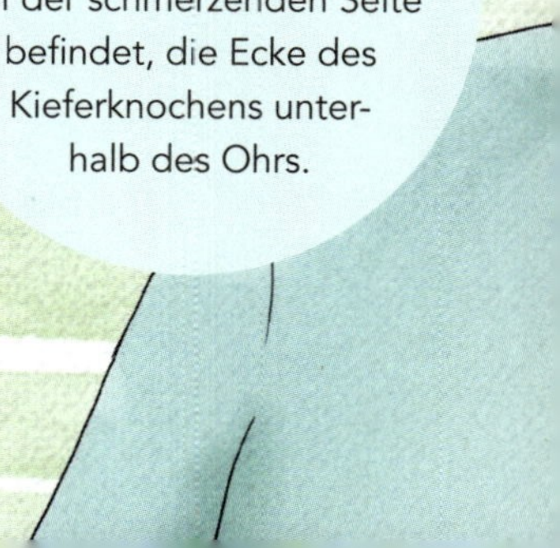

04

Wenn der Speichelfluss zunimmt, üben Sie zu nahe am Kinn Druck auf eine Speicheldrüse aus. Schieben Sie den Daumen etwas weiter Richtung Ohr.

05

Üben Sie Druck aus, bis sich die Verspannung löst. Wenn Sie keine Veränderung spüren, beenden Sie die Behandlung nach 90 Sekunden.

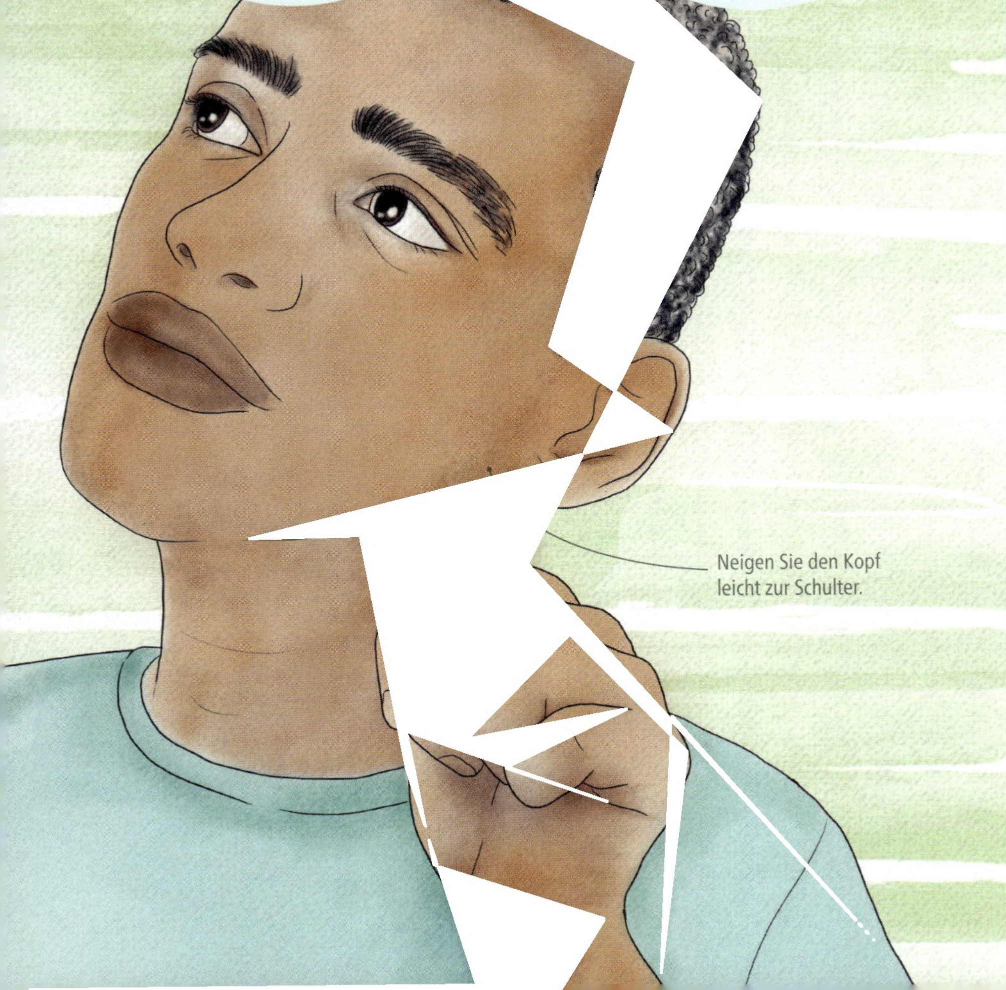

MUNDHÖHLE 1

Der *Masseter* gehört zu den Kaumuskeln und ist, gemessen an seiner Größe, der stärkste Muskel des Körpers. Triggerpunkte in diesem Bereich können Beschwerden in Kiefer und Gesicht, Zahn- und Kopfschmerzen sowie Ohrenschmerzen oder -jucken auslösen. Nächtliches Zähneknirschen kann einerseits zur Bildung von Triggerpunkten führen, andererseits ein Symptom für Triggerpunkte in der Gesichtsmuskulatur sein.

TYPISCHE SCHMERZMUSTER

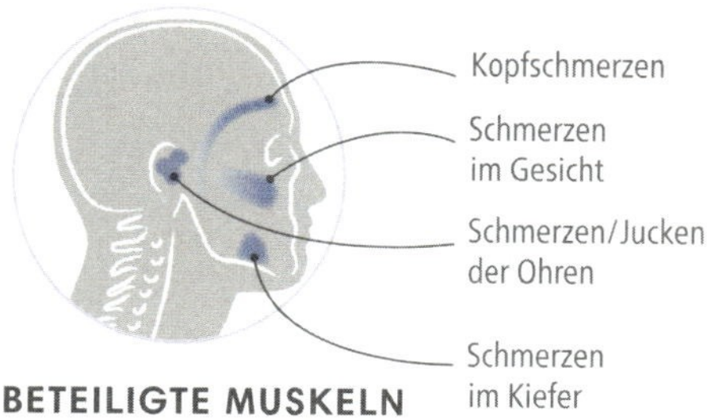

BETEILIGTE MUSKELN

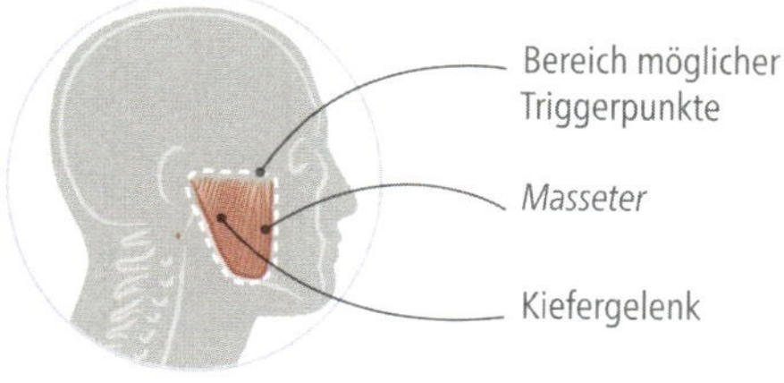

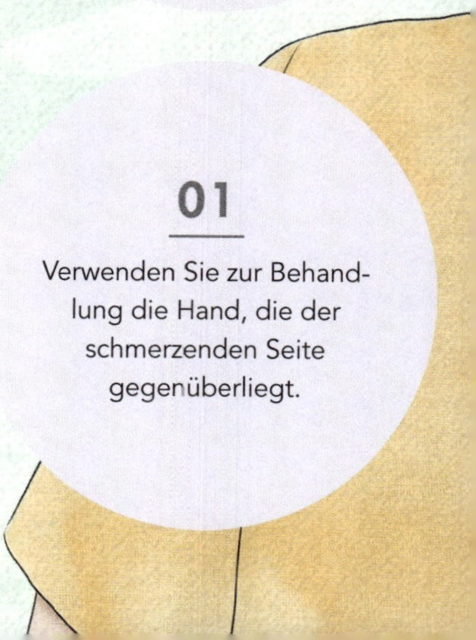

01

Verwenden Sie zur Behandlung die Hand, die der schmerzenden Seite gegenüberliegt.

02

Lassen Sie den Kiefer locker. Dann den Daumen zwischen Zähne und Wange schieben und auf der Innenseite der Wange so nahe wie möglich an den Kieferknochen bringen.

03

Um den *Masseter* zu finden, beißen Sie die Zähne kurz zusammen. So lässt sich die Wölbung des Muskels direkt vor dem Knochen ertasten.

04

Lassen Sie den Kiefer wieder locker. Den ganzen Muskel langsam und vorsichtig zwischen Daumen und Fingern massieren.

05

Halten Sie bei der Massage an empfindlichen Punkten inne und üben Sie vorsichtig statischen Druck aus, bis die Empfindlichkeit nachlässt (höchstens 90 Sekunden).

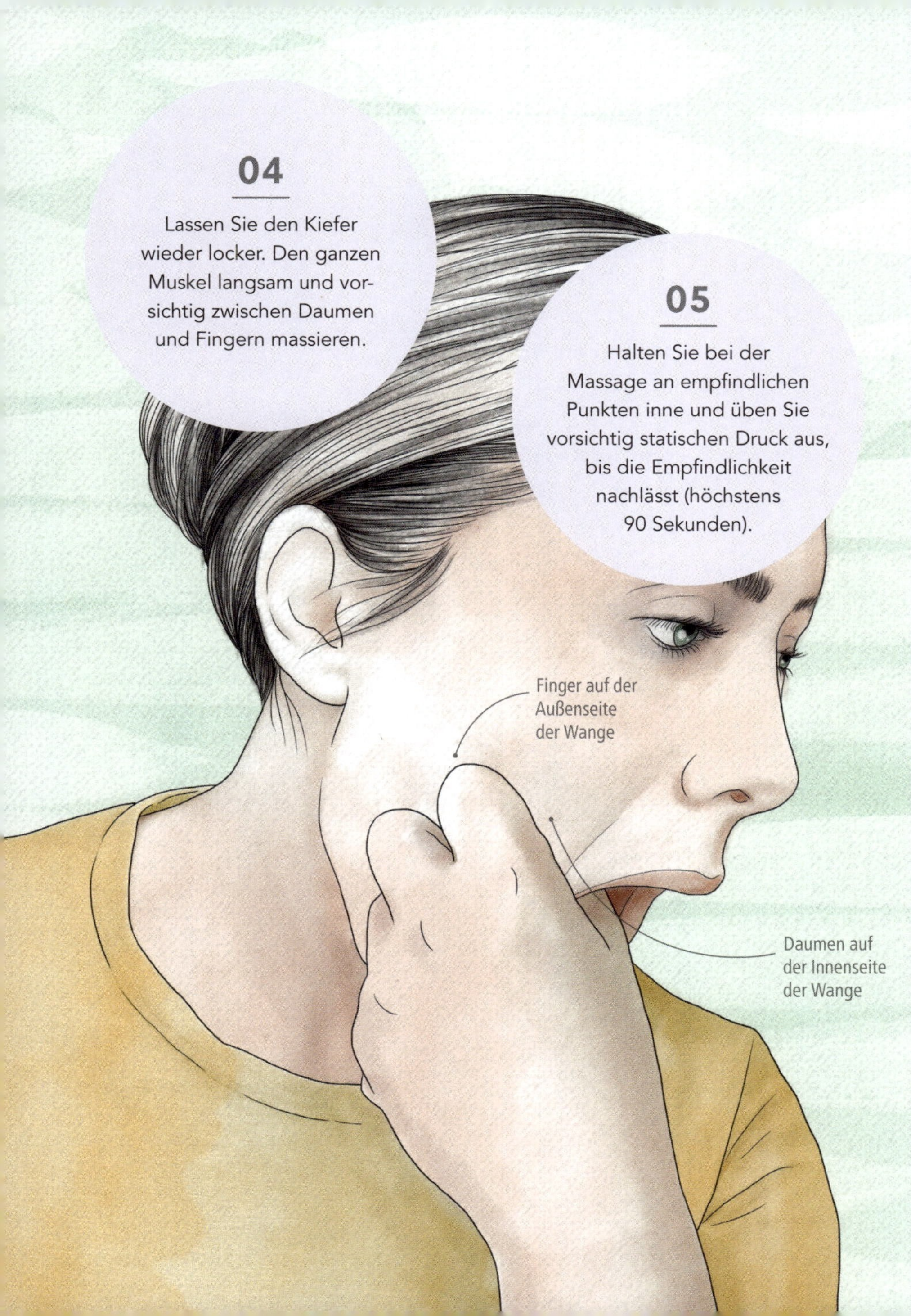

MUNDHÖHLE 2

Der Name des *Pterygoideus lateralis* leitet sich vom griechischen Wort für Flügel ab und beschreibt die Form des Muskels. Er befindet sich unter der äußeren Ecke des Oberkiefers. Triggerpunkte in diesem Bereich können zu Kiefer- und Kiefergelenkschmerzen führen (siehe Seite 34), das weite Öffnen des Munds erschweren und die Ursache für Schmerzen im Gesicht oder knackende Geräusche beim Bewegen des Kiefers sein.

TYPISCHE SCHMERZMUSTER

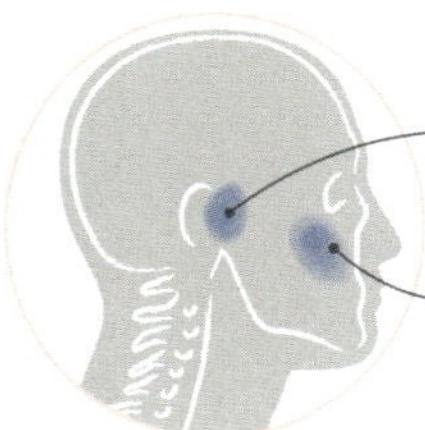

BETEILIGTE MUSKELN

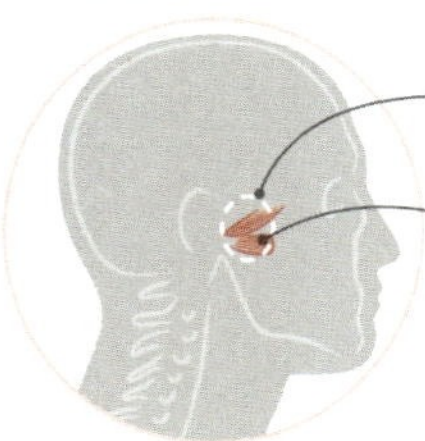

01

Führen Sie diese Behandlung nur mit kurzen Fingernägeln durch. Verwendet wird die Hand, die sich auf der schmerzenden Seite befindet.

02

Lassen Sie den Kiefer locker. Den Zeigefinger zwischen Zähne und Wange in den Mund schieben.

03

Um den Muskel zu ertasten, schieben Sie den Finger bis zur äußeren Ecke des Oberkiefers. Dort befindet sich eine kleine Tasche aus weichem Gewebe.

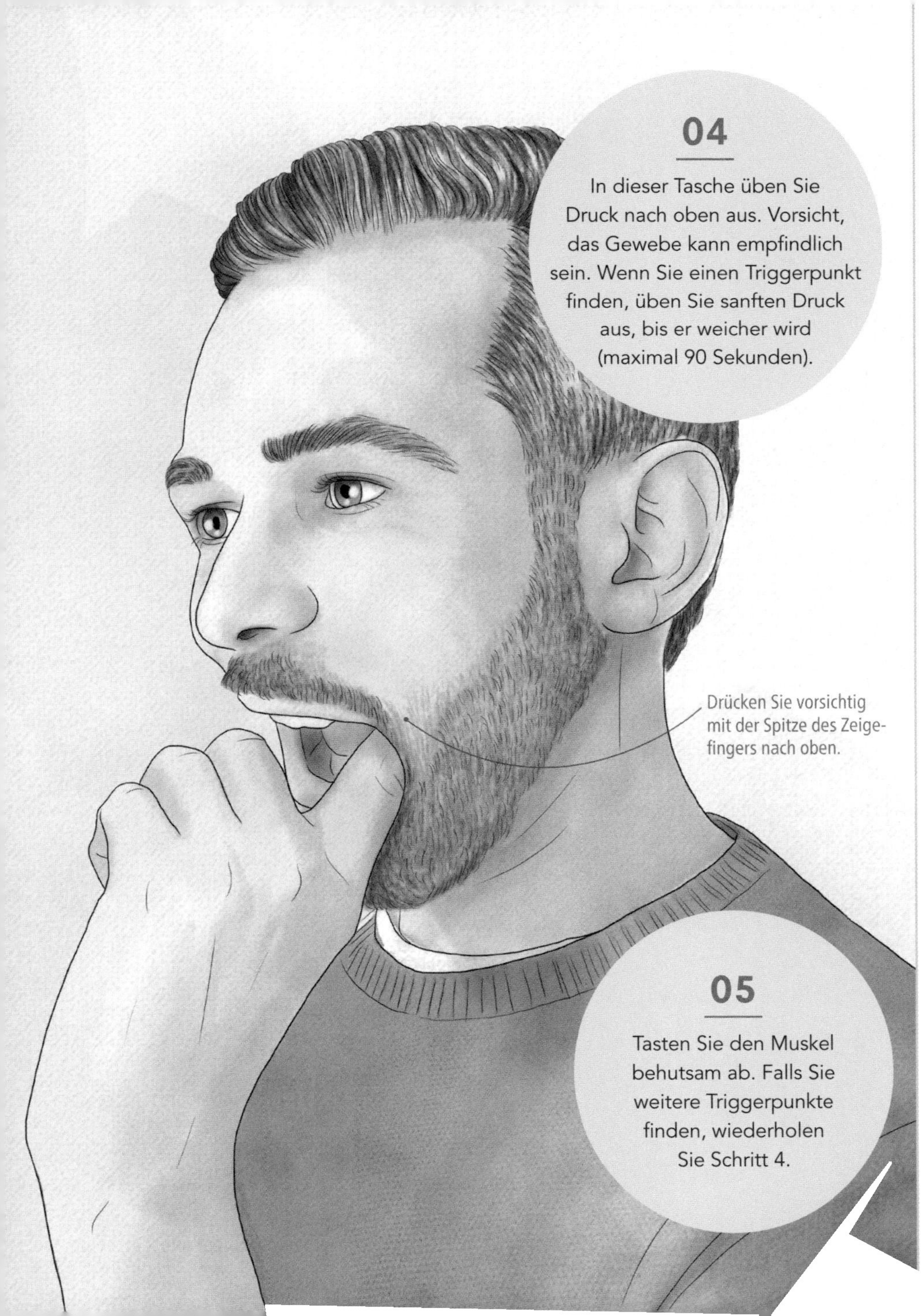
Drücken Sie vorsichtig mit der Spitze des Zeigefingers nach oben.

04

In dieser Tasche üben Sie Druck nach oben aus. Vorsicht, das Gewebe kann empfindlich sein. Wenn Sie einen Triggerpunkt finden, üben Sie sanften Druck aus, bis er weicher wird (maximal 90 Sekunden).

05

Tasten Sie den Muskel behutsam ab. Falls Sie weitere Triggerpunkte finden, wiederholen Sie Schritt 4.

SCHLÄFEN

Hinter den Schläfen befinden sich die großen, fächerförmigen Muskeln *Temporalis,* die sich im Gesicht abwärts bis zum Kiefer erstrecken. Wenn sie stark verspannt sind, können sie sich beim Massieren geriffelt anfühlen. Triggerpunkte können sich hier durch Stress, Kaugummikauen oder eine lange Zahnbehandlung bilden. Sie verursachen Schmerzen in Kopf, Zähnen, Kiefer oder Augenbrauen sowie empfindliche Zähne.

TYPISCHE SCHMERZMUSTER

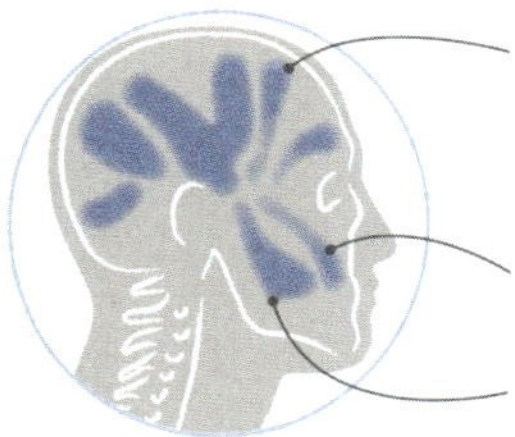

BETEILIGTE MUSKELN

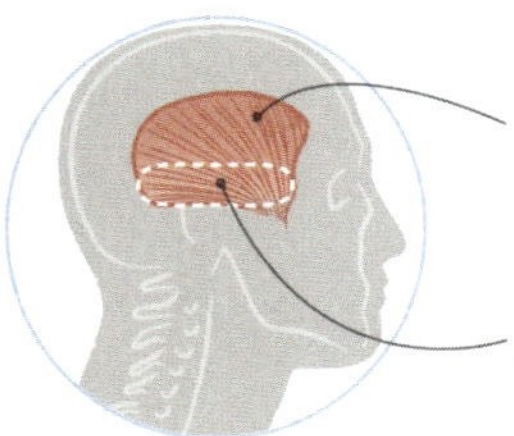

01

Stützen Sie im Sitzen den Ellenbogen auf einer Stuhllehne oder einem Tisch ab. Eine lockere Faust ballen und die Schläfe gegen die Fingergelenke lehnen.

02

Den Bereich mit den Fingerknöcheln langsam mit kreisenden oder streichenden Bewegungen vorsichtig ertasten, um Triggerpunkte zu finden.

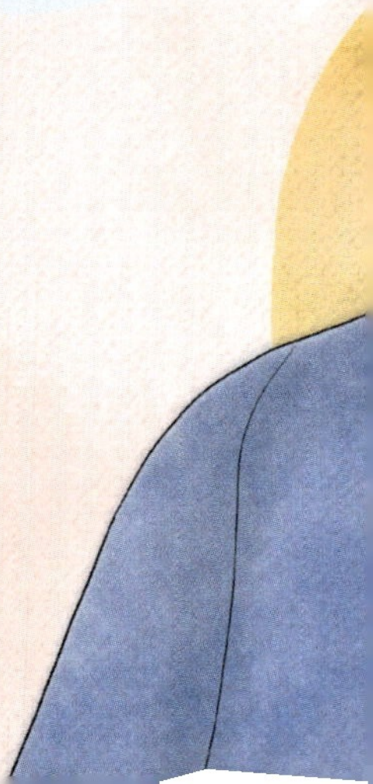

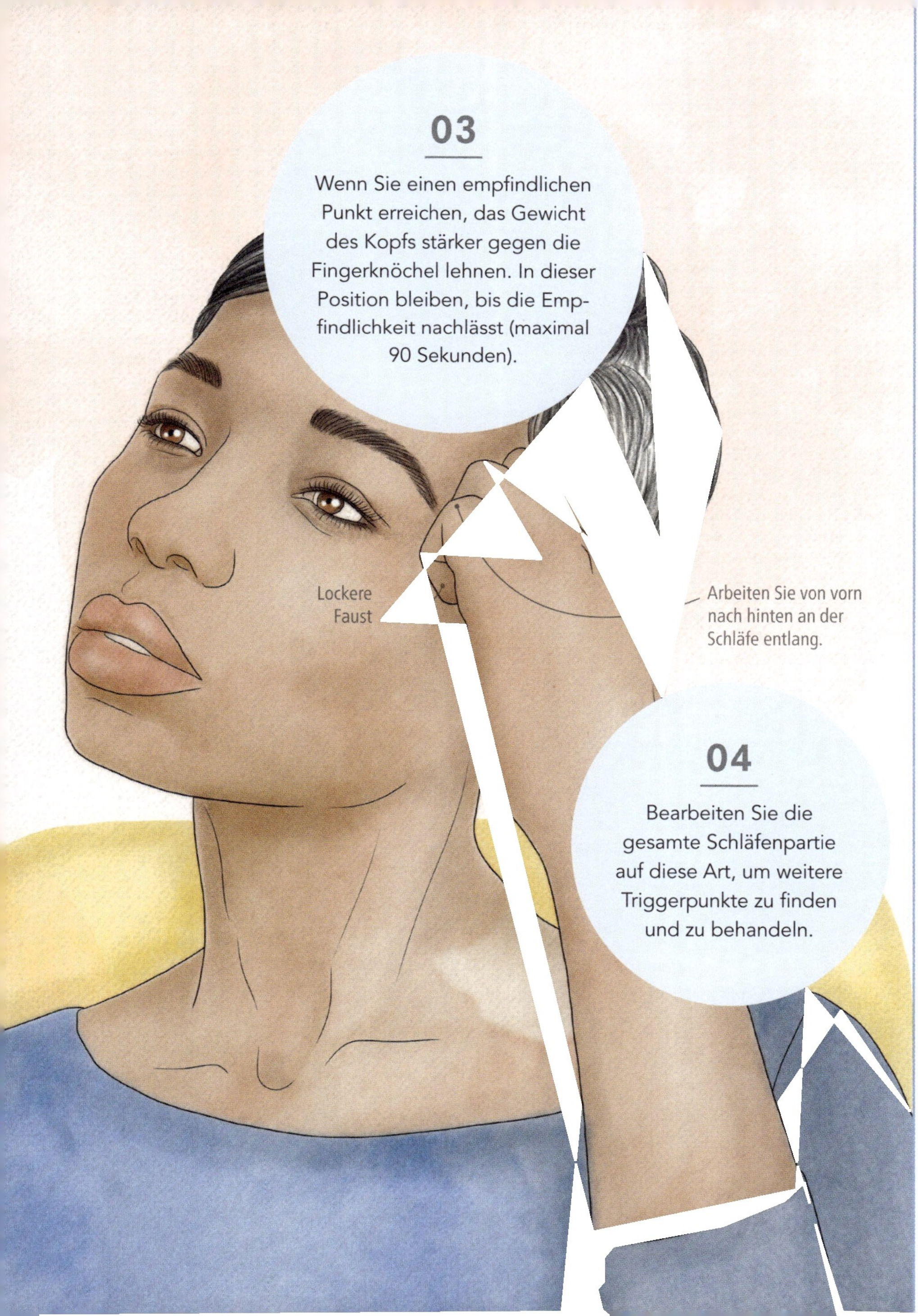
Lockere Faust
Arbeiten Sie von vorn nach hinten an der Schläfe entlang.

03

Wenn Sie einen empfindlichen Punkt erreichen, das Gewicht des Kopfs stärker gegen die Fingerknöchel lehnen. In dieser Position bleiben, bis die Empfindlichkeit nachlässt (maximal 90 Sekunden).

04

Bearbeiten Sie die gesamte Schläfenpartie auf diese Art, um weitere Triggerpunkte zu finden und zu behandeln.

GESICHT

Triggerpunkte im Bereich um Augen und Nase können unangenehme Schmerzen über den Augen oder dem Nasenrücken sowie Nebenhöhlenbeschwerden auslösen. Auch Ermüdungsgefühle der Augen, hängende Augenlider oder Sehstörungen kommen vor. Außerdem können Triggerpunkte in diesem Bereich allergieartige Beschwerden wie eine laufende Nase, Niesreiz oder juckende Augen verursachen.

TYPISCHE SCHMERZMUSTER

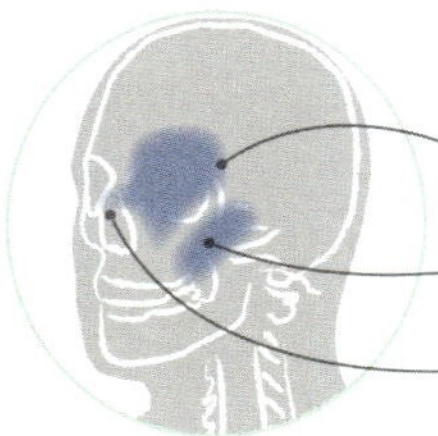

BETEILIGTE MUSKELN

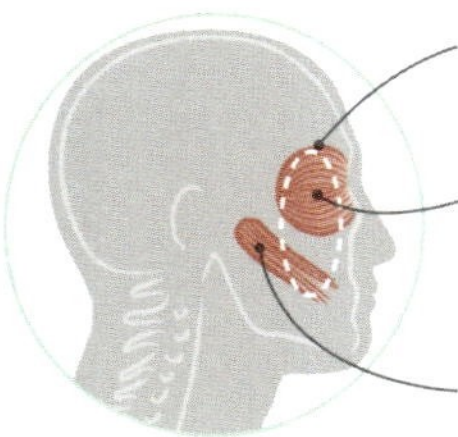

02

Wenn Sie einen empfindlichen Triggerpunkt finden, üben Sie statischen, aber sanften Druck aus.

01

Behandeln Sie zuerst eine Seite des Gesichts. Unter dem Auge beginnen und mit leichtem Druck der Finger den empfindlichen Bereich um die Augenhöhlen und entlang der Nase abtasten.

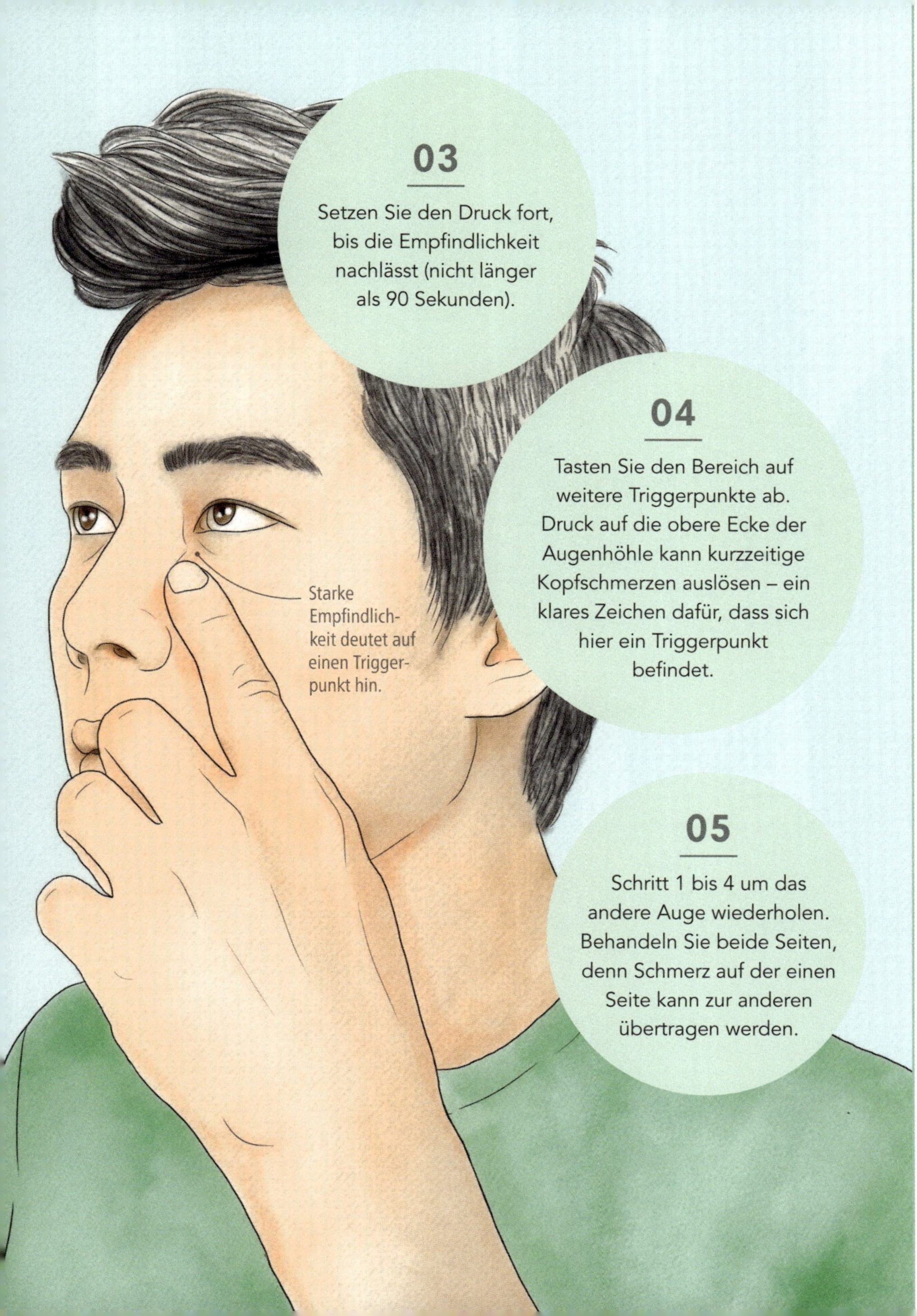

03

Setzen Sie den Druck fort, bis die Empfindlichkeit nachlässt (nicht länger als 90 Sekunden).

04

Tasten Sie den Bereich auf weitere Triggerpunkte ab. Druck auf die obere Ecke der Augenhöhle kann kurzzeitige Kopfschmerzen auslösen – ein klares Zeichen dafür, dass sich hier ein Triggerpunkt befindet.

05

Schritt 1 bis 4 um das andere Auge wiederholen. Behandeln Sie beide Seiten, denn Schmerz auf der einen Seite kann zur anderen übertragen werden.

BRUST

Triggerpunkte in Muskeln und Bindegewebe von Brust, Seiten und Hals können erhebliche Schmerzen und Beschwerden im Bereich der Brust auslösen. Insbesondere wenn die Symptome plötzlich auftreten, ist das alarmierend. Wer daran leidet, sollte unbedingt einen Arzt konsultieren, um auszuschließen, dass eine ernste Krankheit dahintersteckt.

URSACHEN DER TRIGGERPUNKTE

- Alles, was das Atmen erschwert, bewirkt eine höhere Beanspruchung der Muskeln in Rücken, Brustkorb und Hals und begünstigt das Entstehen von Triggerpunkten.
- Eine Kostochondritis (Entzündung des Knorpels an der Seite des Brustbeins) kann in diesem Bereich Triggerpunkte entstehen lassen.
- Das Tragen einer Schultertasche kann zu einseitigen Verspannungen führen und Triggerpunkte in der Rumpfmuskulatur auslösen.
- Häufig wiederholte Bewegungen, etwa beim Sport, fordern die Brustmuskulatur übermäßig und bewirken, dass sich Triggerpunkte bilden.
- Überbeanspruchung durch das Heben schwerer Lasten oder den Druck eines Sicherheitsgurts bei einem Autounfall führt oft zu Triggerpunkten.

TYPISCHE BESCHWERDEN

- Scharfer, stechender Schmerz.
- Schwierigkeiten, tief zu atmen.
- Allgemeine Schmerzen und Empfindlichkeit tief in der Brust.
- Engegefühl, vor allem bei Anstrengung.
- Chronischer Husten, der auch nach Abklingen eines Infekts anhält.

Schmerzmuster

Position und Art der Schmerzen in der Brust können Hinweise darauf geben, wo sich die auslösenden Triggerpunkte befinden.

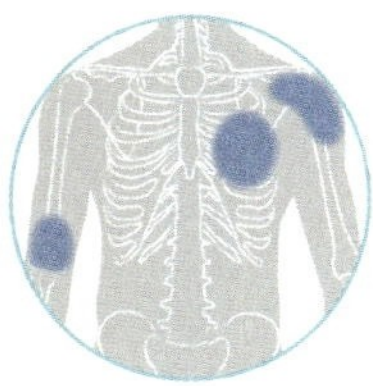

Häufige Triggerpunkte: BRUST 1, Seite 50–51

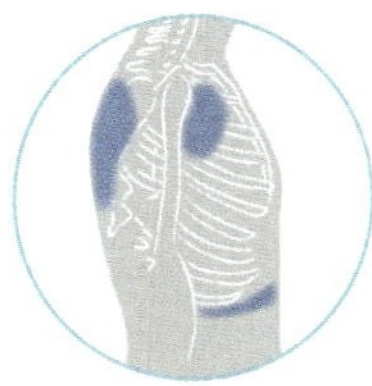

Häufige Triggerpunkte: SEITLICHE BRUST, Seite 52–53

Triggerpunkte finden

Die Abbildung hilft Ihnen dabei, wahrscheinliche Triggerpunkte und geeignete Behandlungsmöglichkeiten zu finden.

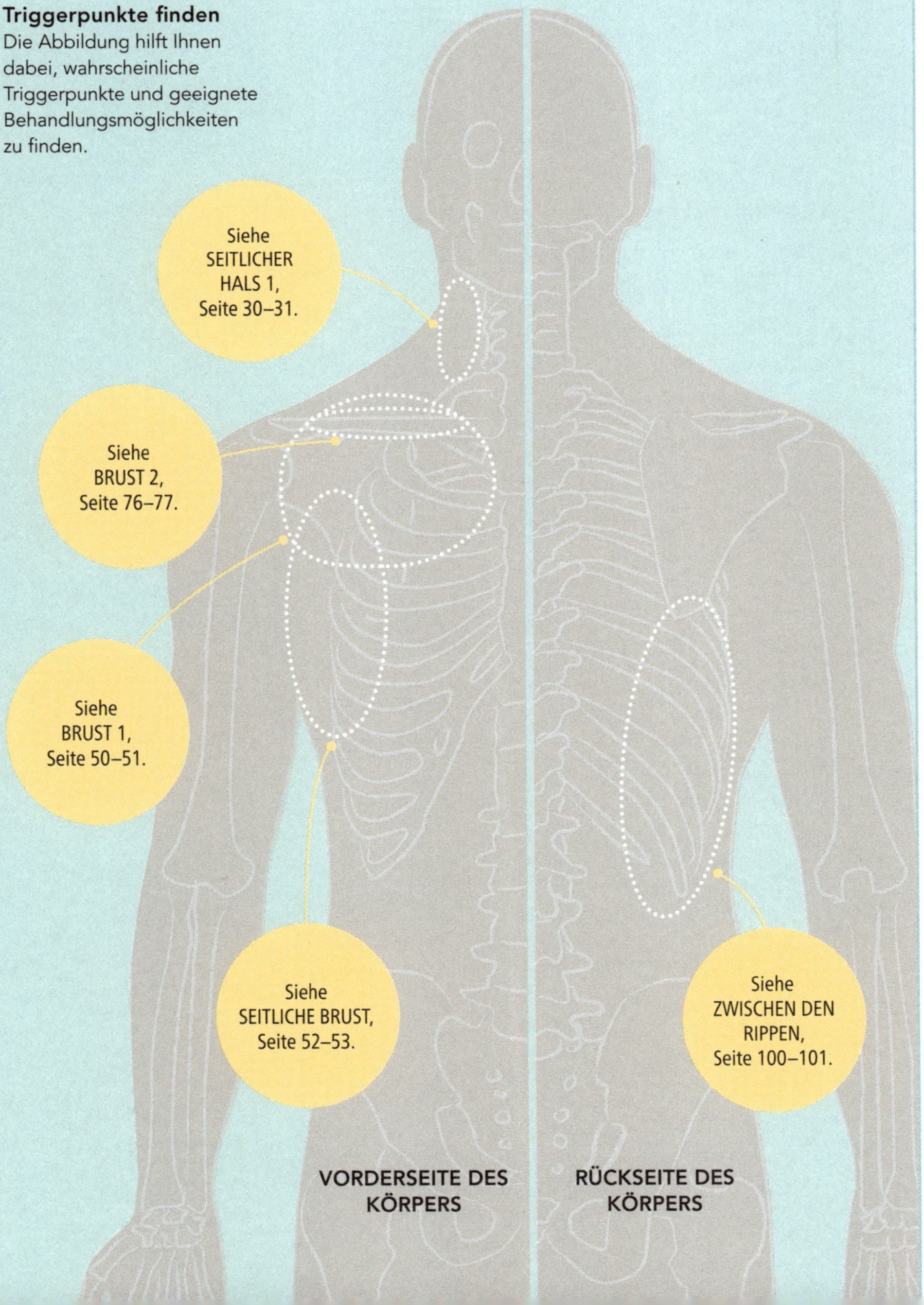

BRUST 1

Die Hauptmuskeln der Brust sind der *Pectoralis major*, der die Form beeinflusst, und der kleinere darunterliegende *Pectoralis minor*. Verspannungen des kleineren Brustmuskels können die Nerven des Arms in Mitleidenschaft ziehen. Triggerpunkte in diesem Bereich verursachen oft Schmerzen in der Brust und im ganzen Arm, aber auch Schmerzen und Taubheitsgefühle in Unterarm, Hand und den Fingern.

TYPISCHE SCHMERZMUSTER

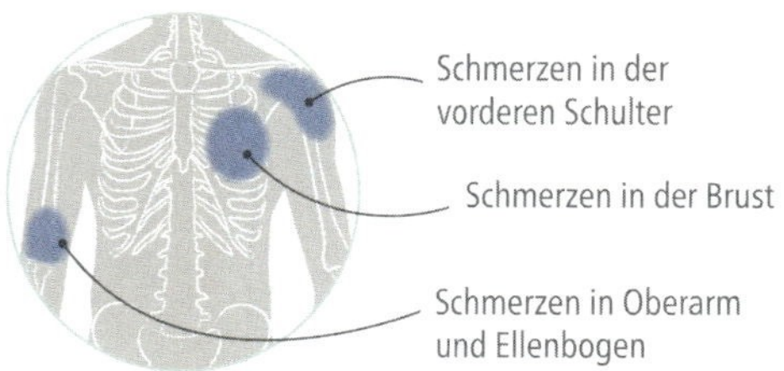

BETEILIGTE MUSKELN

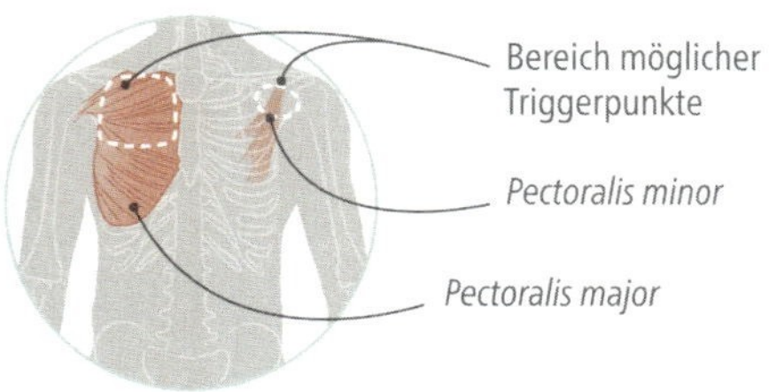

01

Am besten verwenden Sie einen aufblasbaren Ball (siehe Seite 20), um auf diesen empfindlichen Bereich sanften Druck auszuüben.

02

Stellen Sie sich in eine Zimmerecke, die schmerzende Seite zu einer Wand. Alternativ können Sie sich mit dem Gesicht nach unten auf den Boden oder auf ein Bett legen.

03

Den Ball auf den schmerzenden Bereich legen, dann mit dem Körper gegen die Wand lehnen oder im Liegen das Körpergewicht auf den Ball sinken lassen.

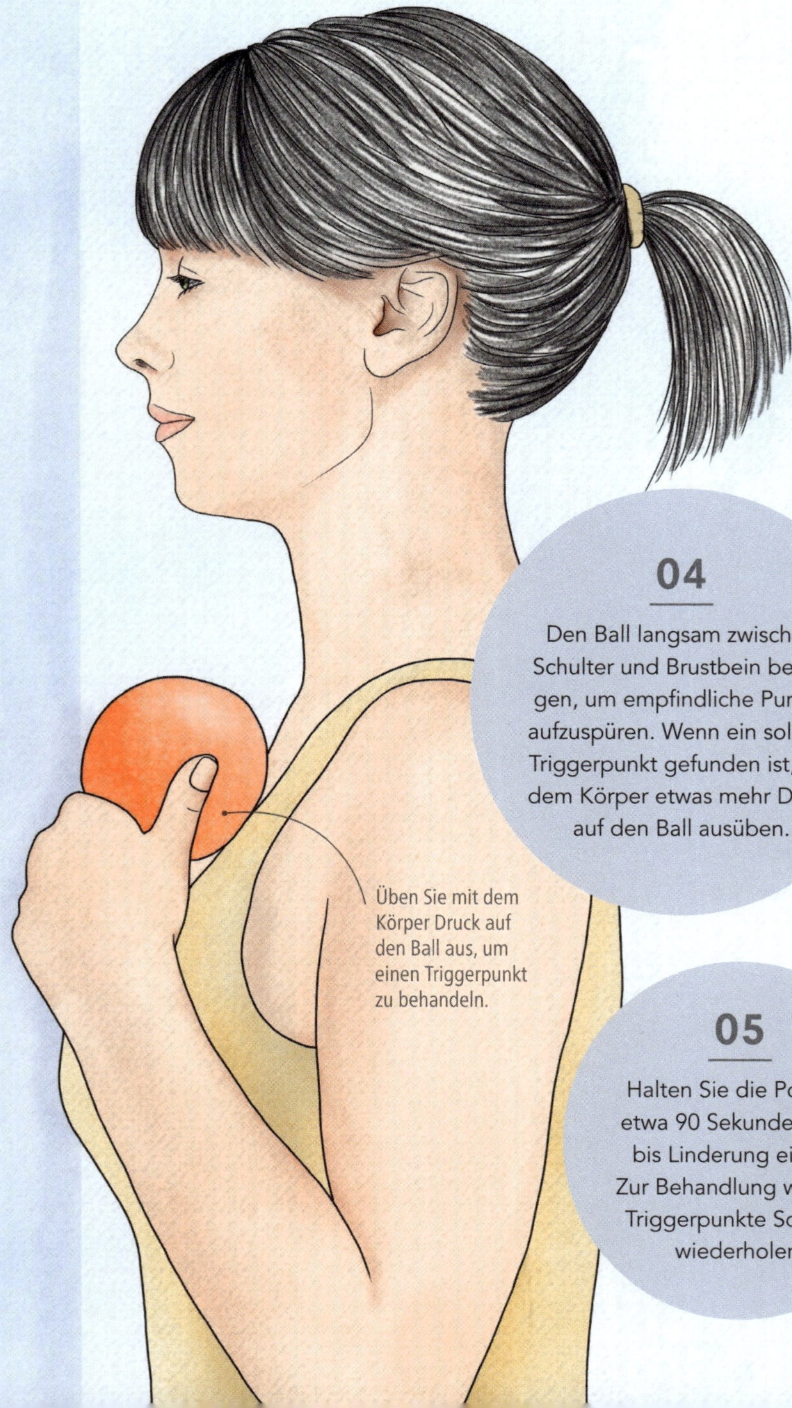

04

Den Ball langsam zwischen Schulter und Brustbein bewegen, um empfindliche Punkte aufzuspüren. Wenn ein solcher Triggerpunkt gefunden ist, mit dem Körper etwas mehr Druck auf den Ball ausüben.

05

Halten Sie die Position etwa 90 Sekunden oder bis Linderung eintritt. Zur Behandlung weiterer Triggerpunkte Schritt 4 wiederholen.

SEITLICHE BRUST

Triggerpunkte in diesem Bereich, zu dem auch die Achsel gehört, können neben lokalen Schmerzen auch Seitenstechen beim Laufen und Schmerzen beim Atmen verursachen. Sie entwickeln sich oft als Folge von chronischem Husten, Asthma oder Atemwegsinfektionen. Konsultieren Sie bei Schmerzen in der Brust unbedingt einen Arzt, um sicher zu sein, dass Ihre Beschwerden nicht durch eine Lungen- oder Herzerkrankung verursacht werden.

TYPISCHE SCHMERZMUSTER

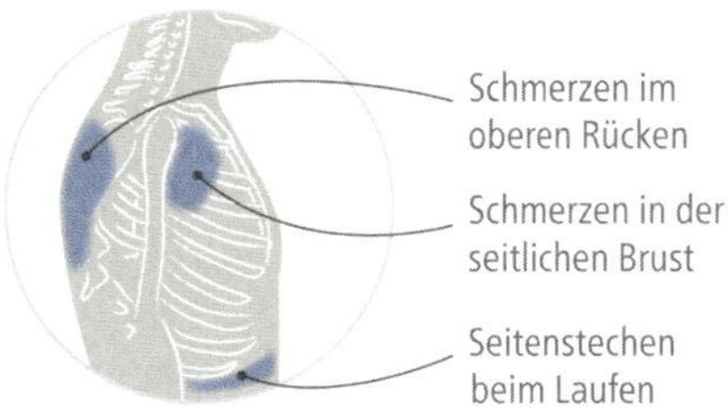

BETEILIGTE MUSKELN

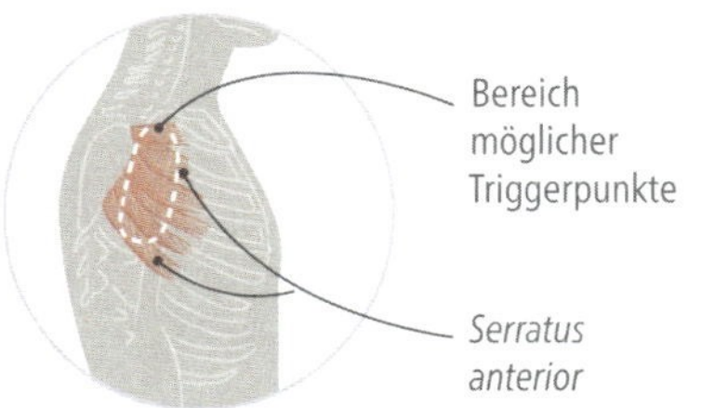

01

Behandeln Sie die schmerzende Seite mit der gegenüberliegenden Hand oder lehnen Sie sich gegen einen Ball an eine Wand.

02

Legen Sie die Hand unter der Achsel auf die Rippen und tasten Sie den Brustkorb von oben nach unten auf empfindliche Stellen ab. Üben Sie festen, aber nicht zu harten Druck aus, denn dieser Bereich kann sehr empfindlich sein.

03

Wenn Sie einen Triggerpunkt finden, üben Sie stetigen Druck mit den Fingerkuppen aus, bis sich etwas verändert (nicht länger als 90 Sekunden).

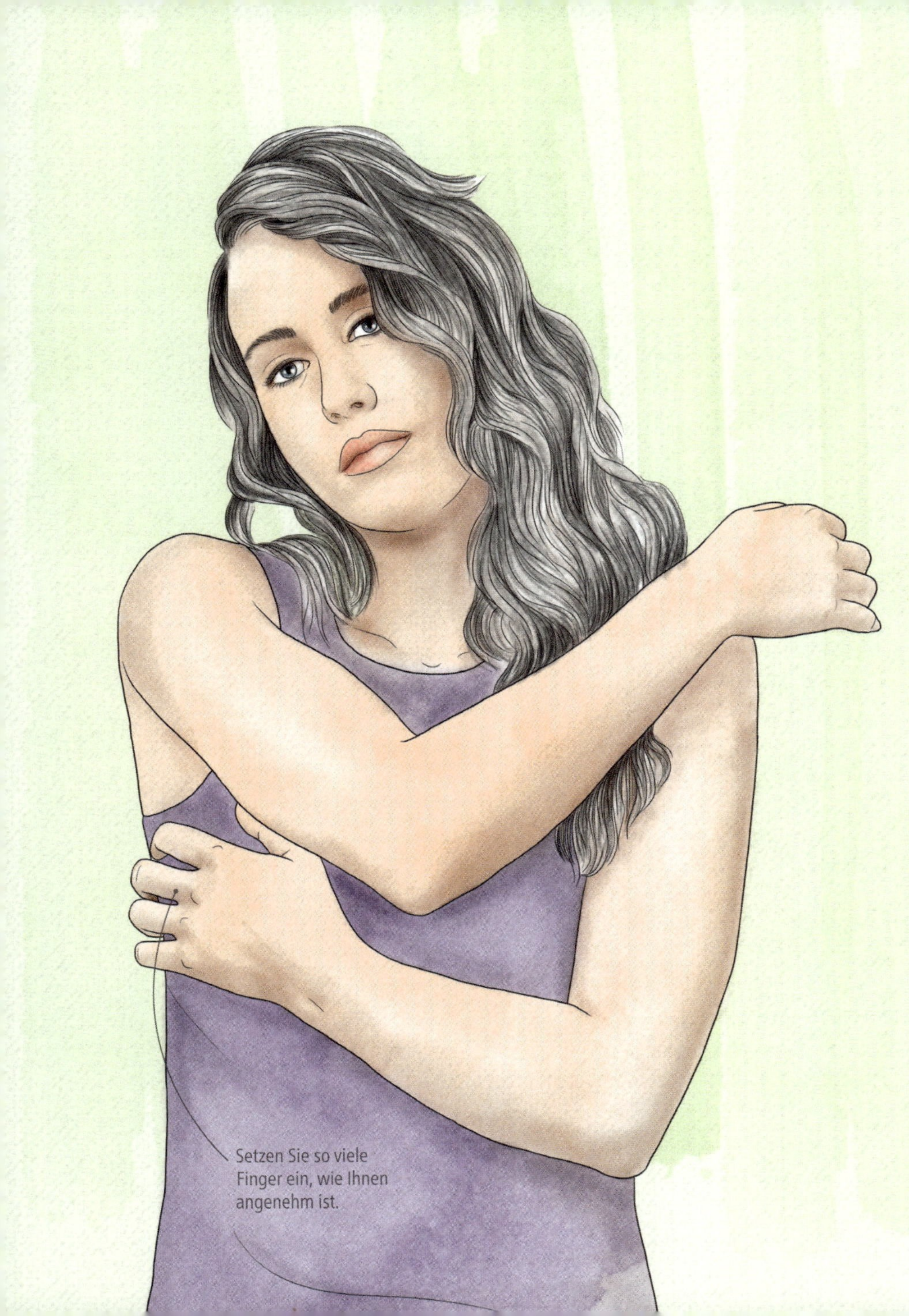
Setzen Sie so viele
Finger ein, wie Ihnen
angenehm ist.

SCHULTERN

In der Schulter befindet sich das beweglichste Gelenk des Körpers, zugleich ist es besonders anfällig für Schädigungen. Wenn Triggerpunkte in Muskeln und weichem Gewebe von Hals, Schultern, Achseln, Armen, Brust und Rücken entstehen, können sich Schulterprobleme ergeben. Der Schmerz ist dann normalerweise hauptsächlich in der Schulter zu spüren.

URSACHEN DER TRIGGERPUNKTE

- Weil das Schultergelenk so beweglich ist, kann es hier besonders leicht zu Schäden durch Auskugeln, Muskelfaserrisse oder Zerrungen kommen. All das fördert die Entstehung von Triggerpunkten.
- Durch Überlastung können sich in den Muskeln, die das Schultergelenk halten, Triggerpunkte bilden.
- Ständig gleiche Bewegungen, etwa bei der Bildschirmarbeit oder manchen Sportarten, können Verspannungen und Schmerzen der Schultern verursachen.
- Die Muskeln der Rotatorenmanschette halten den Oberarmkopf in der Gelenkpfanne und regulieren seine Beweglichkeit. Triggerpunkte können entstehen, wenn diese Muskeln durch Überlastung oder Verletzung geschädigt werden.
- Schultersteife (Frozen Shoulder) tritt auf, wenn das Gewebe im Inneren des Schultergelenks verklebt. Oft wird diese Diagnose aber irrtümlich gestellt, und die Bewegungseinschränkung hängt tatsächlich mit Triggerpunkten zusammen.

TYPISCHE BESCHWERDEN

- Dumpfe Schmerzen im Schultergelenk, die es Betroffenen unmöglich machen, auf der entsprechenden Seite zu schlafen.
- Stechende Schmerzen, die Seitwärts- und Rückwärtsbewegungen des Arms einschränken, etwa beim Bürsten der Haare oder beim An- und Ausziehen.
- Schwächegefühl im Arm, vor allem beim Heben, sowie Einschränkungen bei den Bewegungen in manche Richtungen.

Schmerzmuster
Position und Art der Schulterschmerzen können Hinweise darauf geben, wo sich die auslösenden Triggerpunkte befinden.

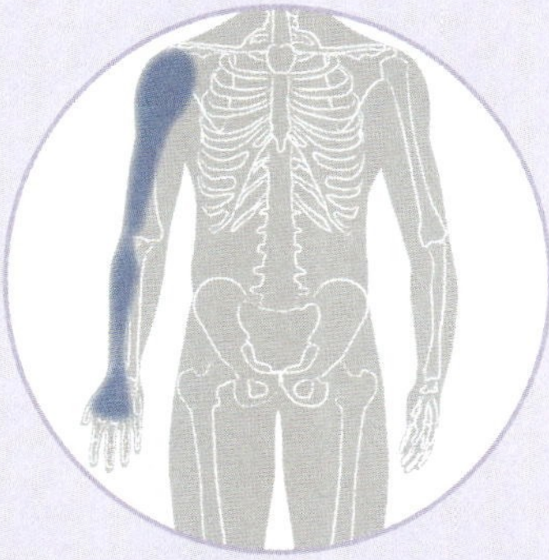

Häufige Triggerpunkte:
HINTERE SCHULTER 2, Seite 58–59

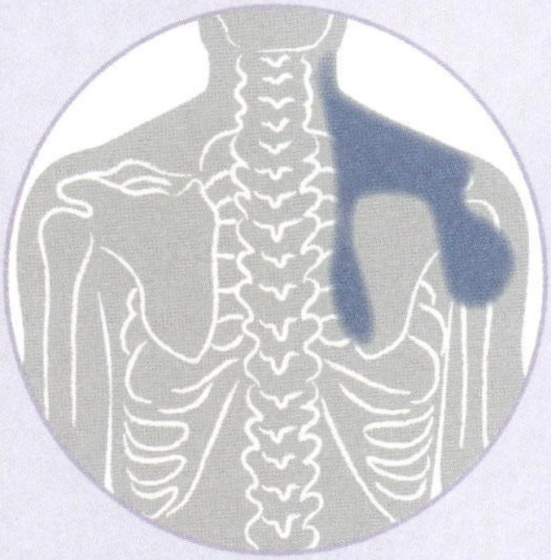

Häufige Triggerpunkte:
HINTERE SCHULTER 3, Seite 60–61

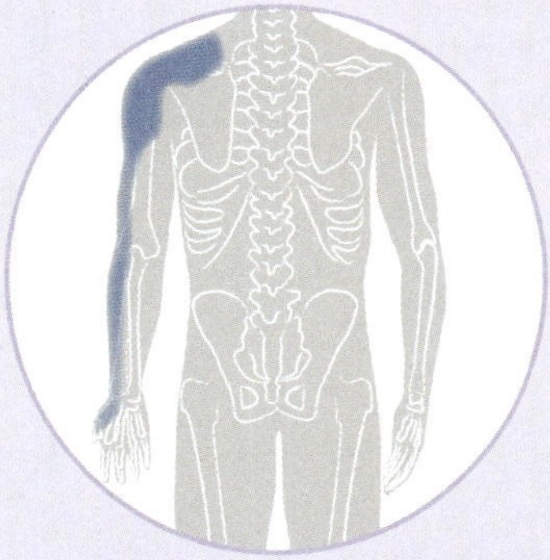

Häufige Triggerpunkte:
HINTERE SCHULTER 4, Seite 62–63

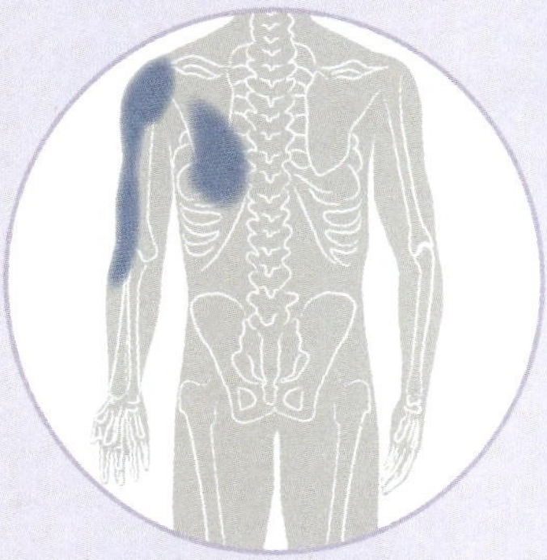

Häufige Triggerpunkte:
SEITLICHE ACHSEL 1, Seite 64–65

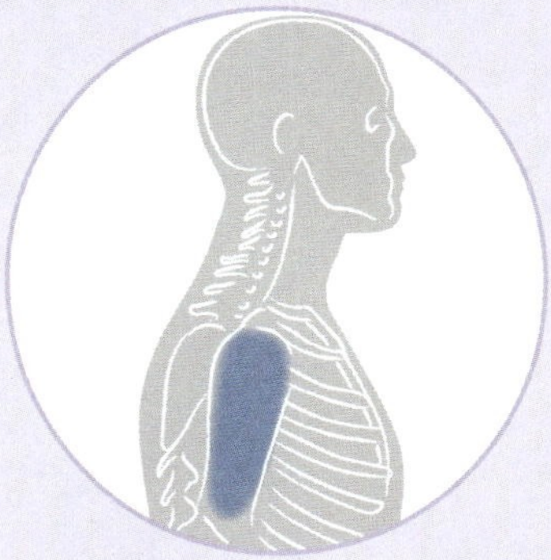

Häufige Triggerpunkte:
OBERE SCHULTER, Seite 66–67

Bitte umblättern ▶▶

Triggerpunkte finden
Die Abbildungen helfen Ihnen dabei, wahrscheinliche Triggerpunkte und geeignete Behandlungsmöglichkeiten zu finden.

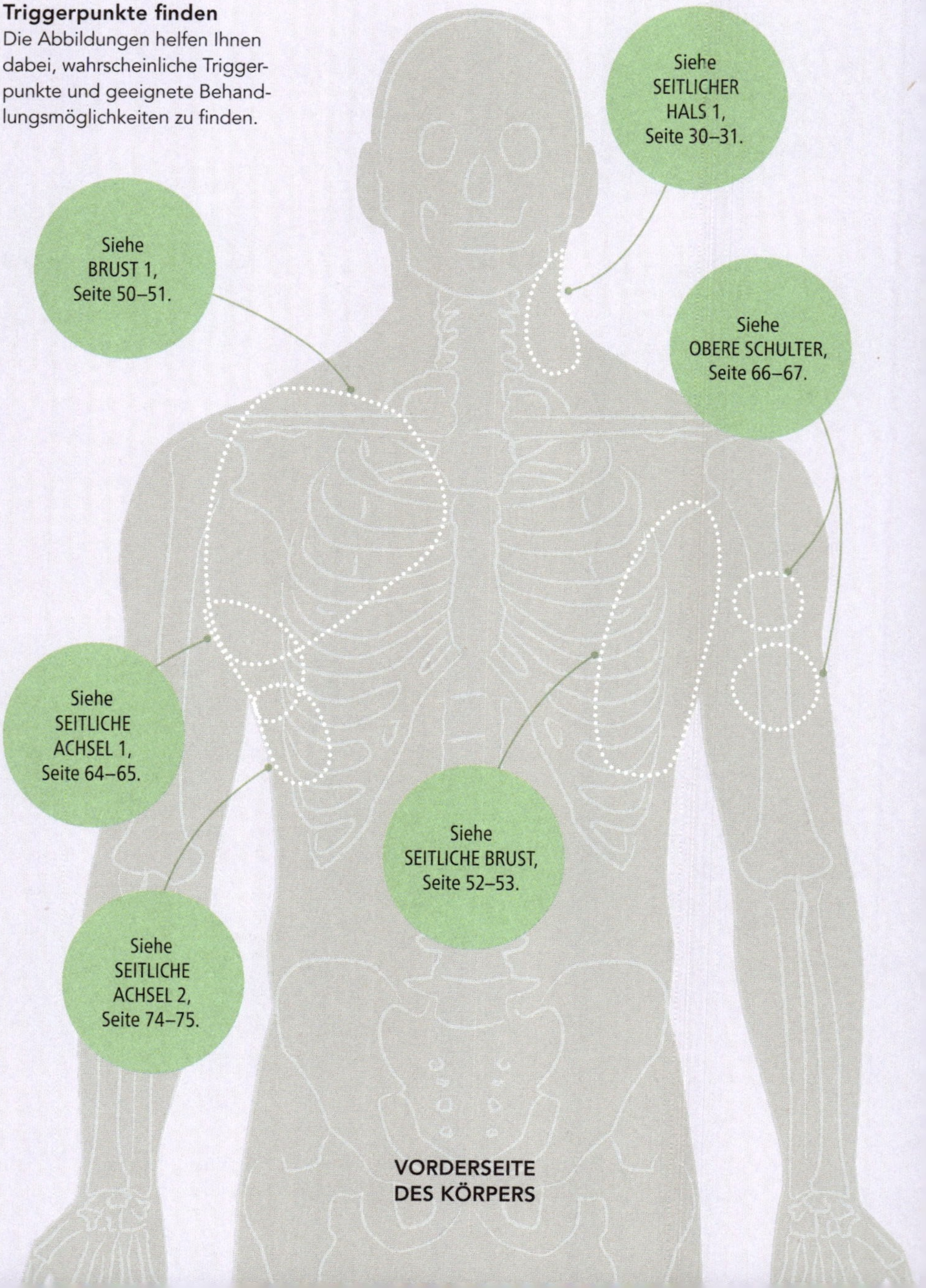

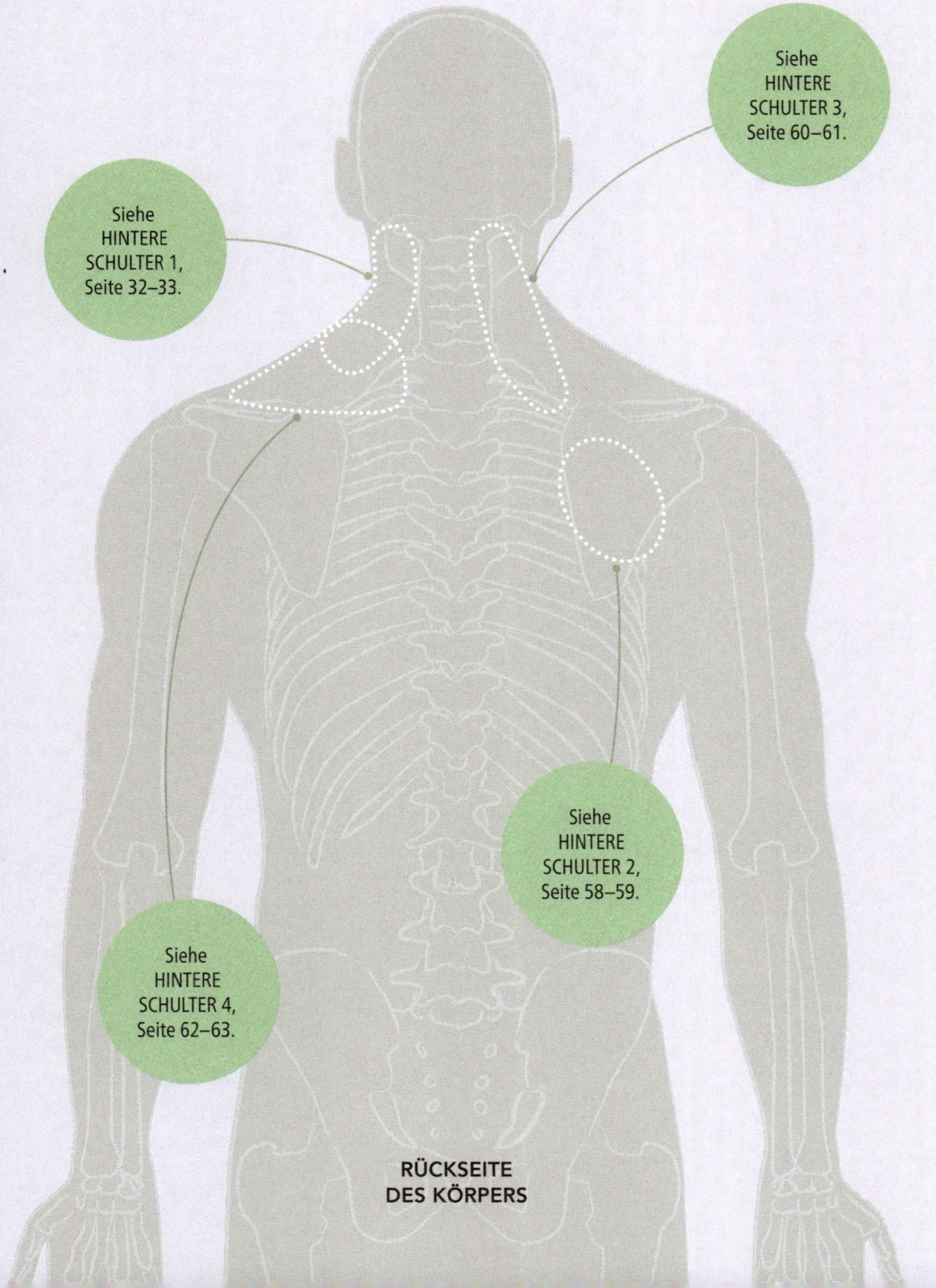
Siehe HINTERE SCHULTER 3, Seite 60–61.
Siehe HINTERE SCHULTER 1, Seite 32–33.
Siehe HINTERE SCHULTER 2, Seite 58–59.
Siehe HINTERE SCHULTER 4, Seite 62–63.
RÜCKSEITE DES KÖRPERS

HINTERE SCHULTER 2

Die flache Muskulatur auf dem Schulterblatt ist für Drehbewegungen der Arme zuständig, etwa beim Kämmen der Haare. Triggerpunkte können diese Bewegungen einschränken, ein Schwächegefühl im Arm bewirken oder es unmöglich machen, auf der betroffenen Seite zu schlafen. Oft verursachen diese Triggerpunkte einen tiefen Schmerz, der den ganzen Arm in Mitleidenschaft zieht.

TYPISCHE SCHMERZMUSTER

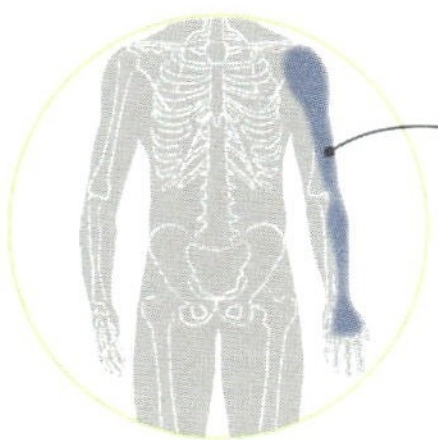

BETEILIGTE MUSKELN

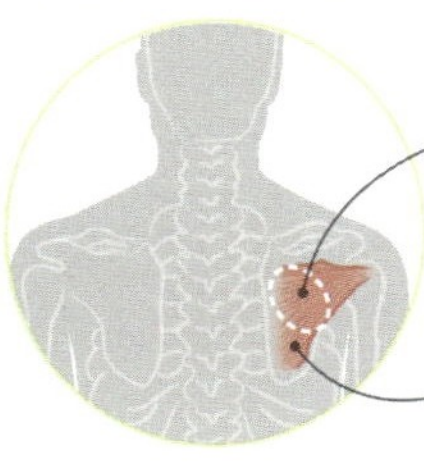

03

Wenn Sie einen Triggerpunkt finden, üben Sie mit dem Körper etwas stärkeren Druck auf den Ball aus, bis Schmerz oder Verspannung nachlassen (oder maximal 90 Sekunden).

02

Den Ball langsam über das Schulterblatt bewegen. Manche Triggerpunkte, aber nicht alle, verursachen bei Druck einen übertragenen Schmerz im Arm.

01

Lehnen Sie sich mit einem Ball an der Schulter an eine Wand. Probieren Sie verschiedene Bälle aus, um eine Größe zu finden, die Ihnen angenehm ist. Auch ein Massagestab eignet sich (siehe Seite 20).

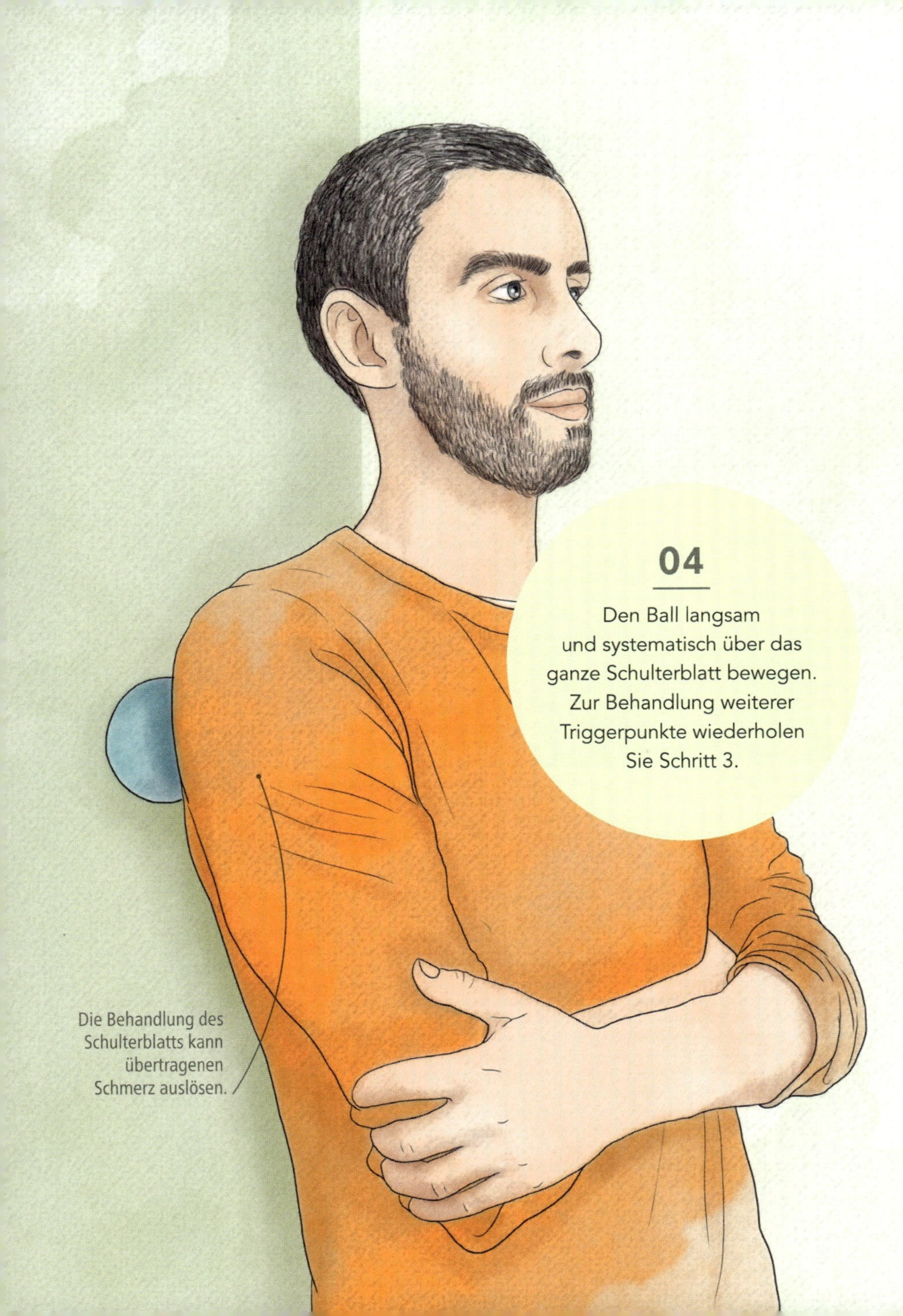

04

Den Ball langsam und systematisch über das ganze Schulterblatt bewegen. Zur Behandlung weiterer Triggerpunkte wiederholen Sie Schritt 3.

HINTERE SCHULTER 3

Der *Levator scapulae* in der hinteren Schulter ist für die Bewegung des Schulterblatts zuständig. Er kommt beispielsweise zum Einsatz, wenn man mit den Schultern zuckt. Triggerpunkte in diesem Bereich können Schmerzen im oberen Schulterblatt verursachen. Dann fällt es schwer, den Kopf zu drehen, etwa um über die Schulter zu blicken.

TYPISCHE SCHMERZMUSTER

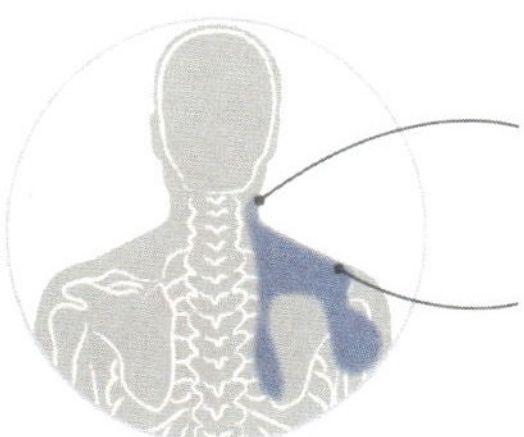

BETEILIGTE MUSKELN

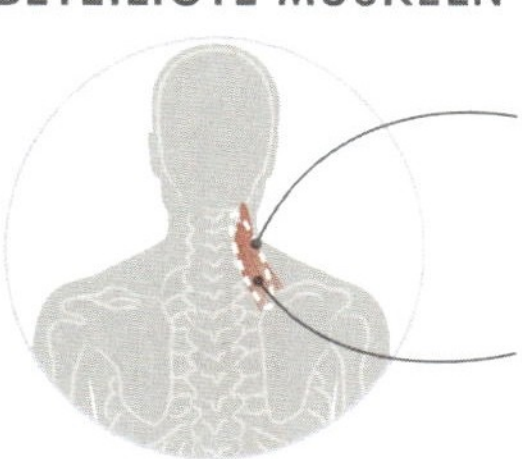

02

Bewegen Sie den Daumen, um einen empfindlichen Punkt zu finden. Diesen langsam reiben oder statischen Druck ausüben, bis die Empfindlichkeit nachlässt (maximal 90 Sekunden).

01

Arbeiten Sie mit der Hand, die sich auf der schmerzenden Seite befindet. Zur Behandlung des oberen Muskels mit dem Daumen knapp unter dem Haaransatz auf den hinteren seitlichen Nacken drücken.

03

Triggerpunkte im unteren Bereich des Muskels lassen sich gut mit einem Faszienball aufspüren. Wenn der Druck zu heftig ist, verwenden Sie einen aufblasbaren Ball.

04

Halten Sie den Ball an eine Wand und lehnen Sie sich mit dem unteren Hals dagegen. Wenn Sie unsicher sind, wo Sie den Ball platzieren sollten, schauen Sie in der Abbildung unten links nach.

05

Bewegen Sie den Ball langsam über diesen Bereich. An empfindlichen Punkten halten Sie inne und behalten die Position bei, bis eine Verbesserung eintritt (oder für maximal 90 Sekunden).

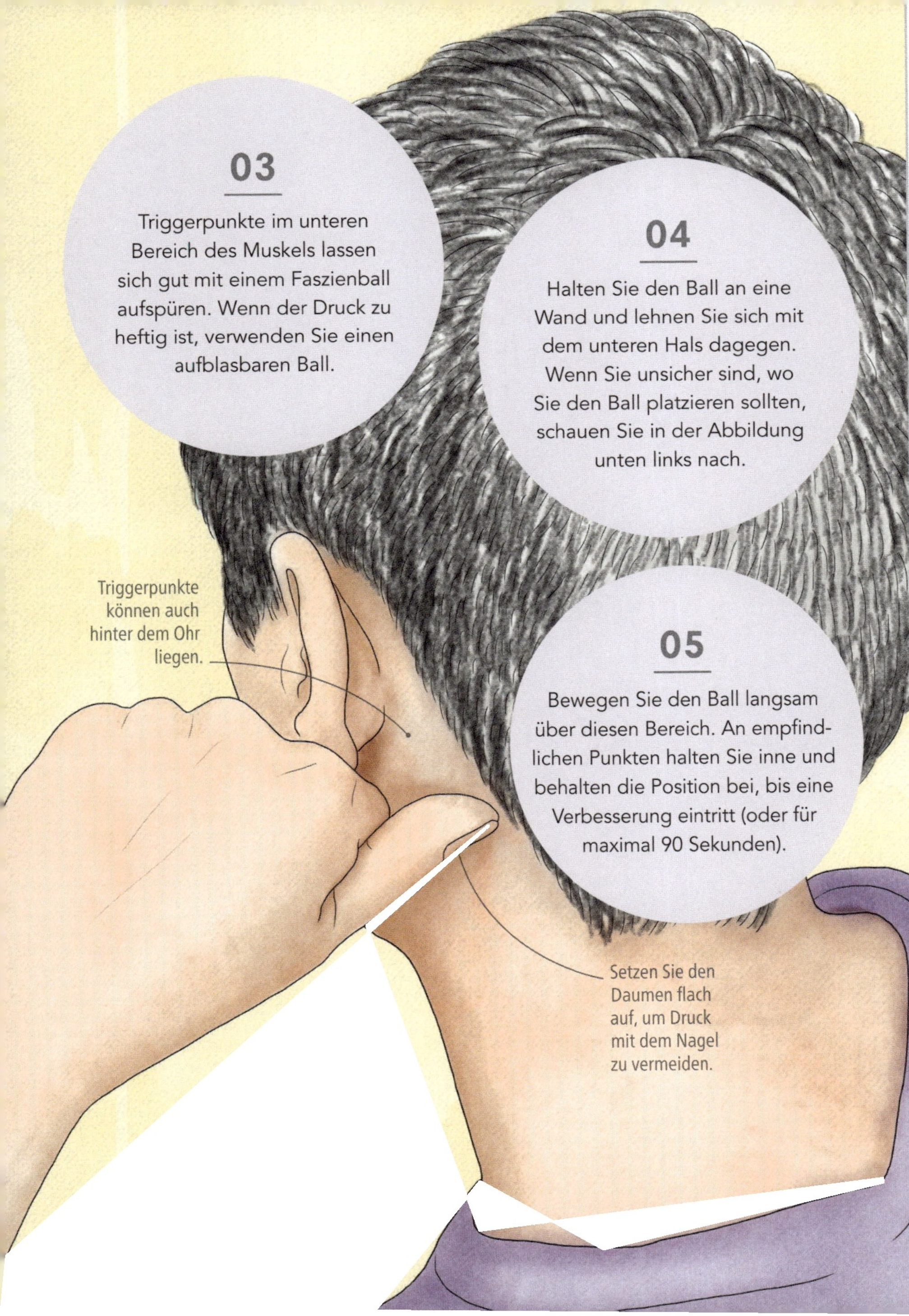

HINTERE SCHULTER 4

Der *Supraspinatus* sitzt unter einer Knochenkappe auf dem Schulterblatt und wird zum Heben des Arms benötigt. Befinden sich im Bereich dieses Muskels Triggerpunkte, kann die entsprechende Bewegung Schmerzen verursachen. Auch tiefer Schmerz im Schultergelenk oder knackende Geräusche beim Bewegen des Arms kommen manchmal vor.

TYPISCHE SCHMERZMUSTER

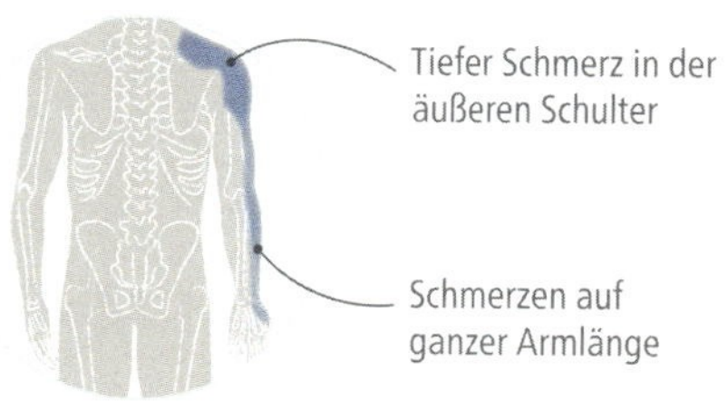

BETEILIGTE MUSKELN

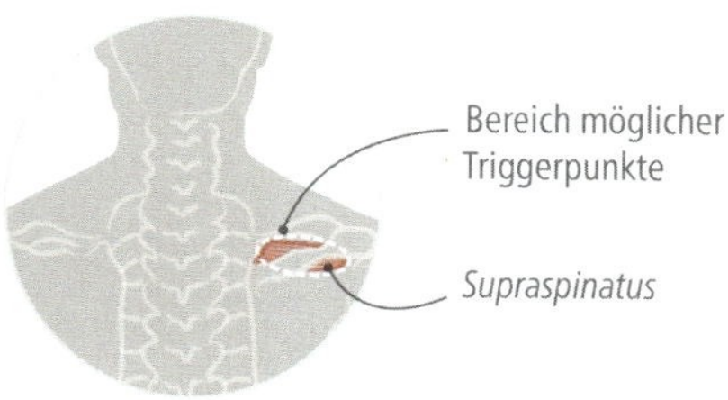

01

Um den Muskel zu finden, legen Sie die Hand, die der schmerzenden Seite gegenüberliegt, flach auf das Schlüsselbein. Die Finger liegen auf der Schulter.

02

Heben Sie den anderen Arm etwas an, um zu prüfen, ob Sie den richtigen Muskel berühren. Mit den Fingern sollten Sie spüren, wie er sich wölbt.

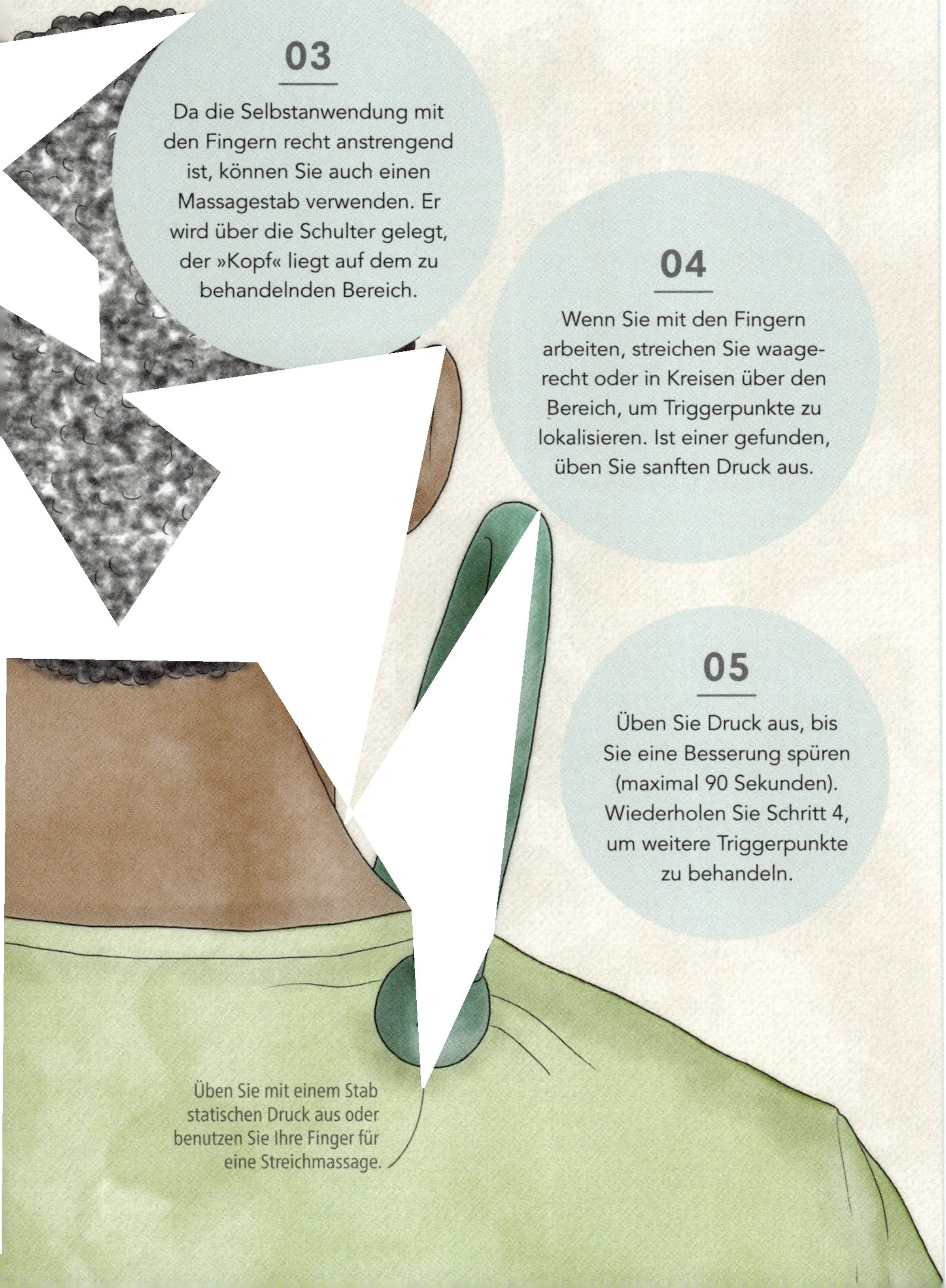

03

Da die Selbstanwendung mit den Fingern recht anstrengend ist, können Sie auch einen Massagestab verwenden. Er wird über die Schulter gelegt, der »Kopf« liegt auf dem zu behandelnden Bereich.

04

Wenn Sie mit den Fingern arbeiten, streichen Sie waagerecht oder in Kreisen über den Bereich, um Triggerpunkte zu lokalisieren. Ist einer gefunden, üben Sie sanften Druck aus.

05

Üben Sie Druck aus, bis Sie eine Besserung spüren (maximal 90 Sekunden). Wiederholen Sie Schritt 4, um weitere Triggerpunkte zu behandeln.

Üben Sie mit einem Stab statischen Druck aus oder benutzen Sie Ihre Finger für eine Streichmassage.

SEITLICHE ACHSEL 1

Die starken Muskeln dieses Bereichs sind für Drehungen und andere Bewegungen des Arms zuständig, etwa bei Sportarten wie Klettern, Tennis oder Kraulschwimmen. Triggerpunkte können Schmerzen im mittleren Rücken und der Schulter auslösen, das Heben der Arme über den Kopf erschweren und beim Vorstrecken der Arme und beim Heben einen stechenden Schmerz in der Schulter verursachen.

TYPISCHE SCHMERZMUSTER

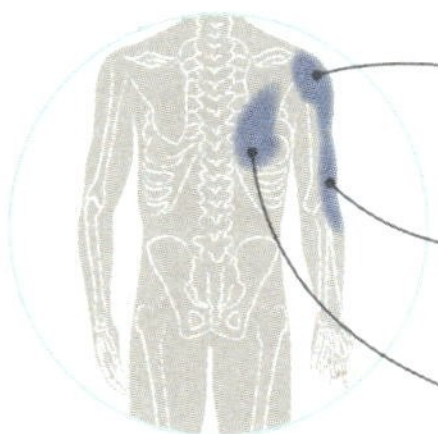

BETEILIGTE MUSKELN

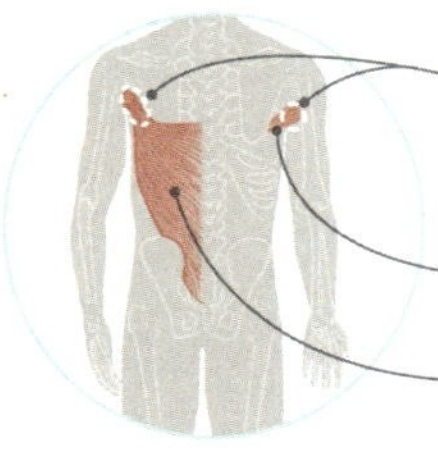

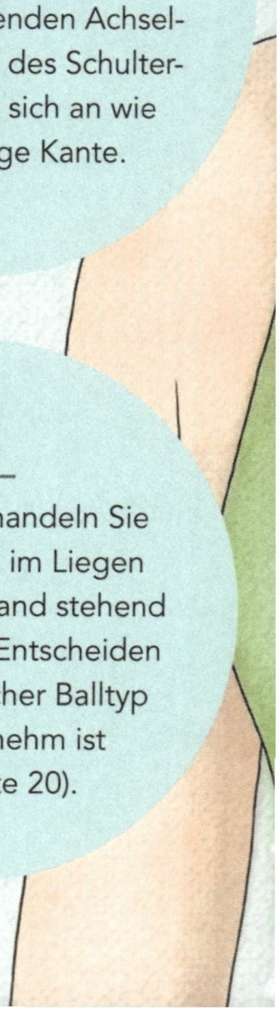

01

Am besten behandeln Sie diesen Bereich im Liegen oder an einer Wand stehend mit einem Ball. Entscheiden Sie selbst, welcher Balltyp Ihnen angenehm ist (siehe Seite 20).

02

Ertasten Sie mit der gegenüberliegenden Hand seitlich an der schmerzenden Achselhöhle den Rand des Schulterblatts. Er fühlt sich an wie eine knochige Kante.

03

Halten Sie den Ball an die ertastete Position, diesen dann an eine Wand halten und dagegenlehnen.

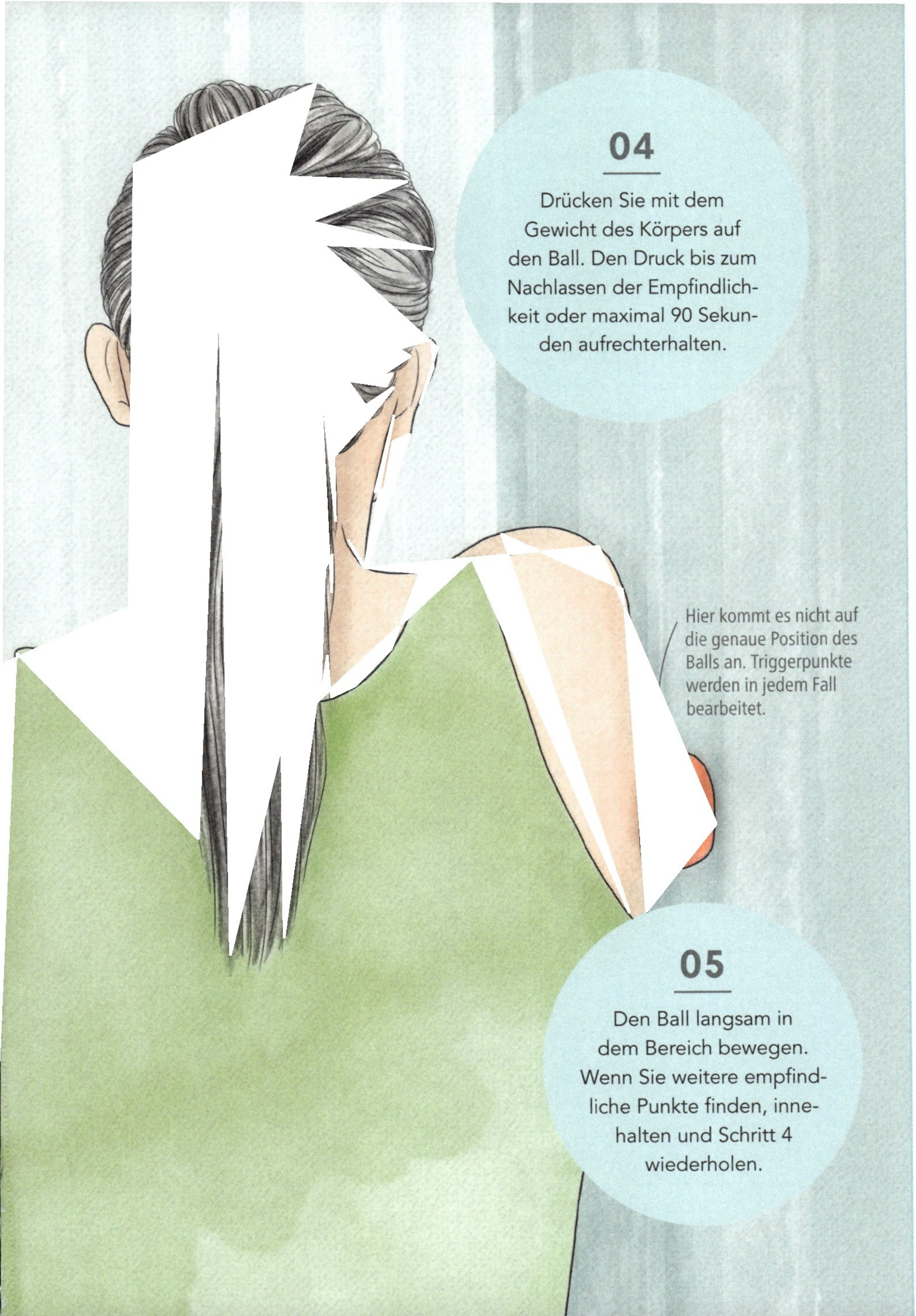

04

Drücken Sie mit dem Gewicht des Körpers auf den Ball. Den Druck bis zum Nachlassen der Empfindlichkeit oder maximal 90 Sekunden aufrechterhalten.

Hier kommt es nicht auf die genaue Position des Balls an. Triggerpunkte werden in jedem Fall bearbeitet.

05

Den Ball langsam in dem Bereich bewegen. Wenn Sie weitere empfindliche Punkte finden, innehalten und Schritt 4 wiederholen.

OBERE SCHULTER

Der *Deltoideus* liegt wie eine Kappe auf der oberen Schulter. Er bewegt den Arm vorwärts, rückwärts und zur Seite, beispielsweise beim Winken. Auch beim Heben und Tragen spielt er eine Rolle. Triggerpunkte werden vor allem spürbar, wenn der Muskel benutzt wird. Sie können dann ein Schwächegefühl im Arm und Schmerzen in der Schulter verursachen.

TYPISCHE SCHMERZMUSTER

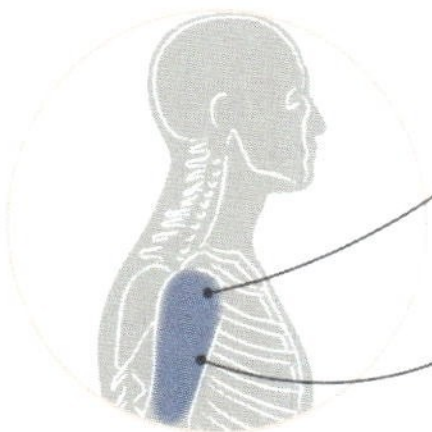

BETEILIGTE MUSKELN

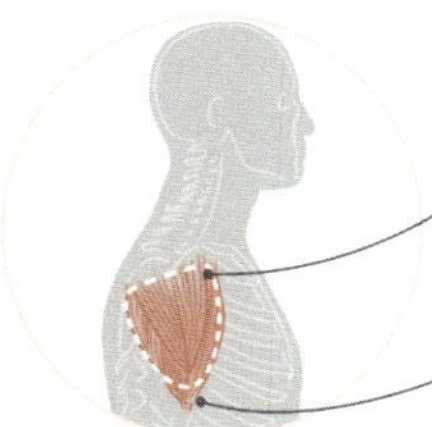

01

Triggerpunkte in diesem Bereich lassen sich am besten mit einem aufblasbaren Ball aufspüren. Dieses Hilfsmittel eignet sich auch gut für deren Behandlung.

02

Klemmen Sie den Ball zwischen den oberen Bereich der schmerzenden Schulter und die Wand. Bewegen Sie ihn langsam, bis Sie einen empfindlichen Bereich wahrnehmen.

03

Ist ein Triggerpunkt gefunden, lehnen Sie sich gegen den Ball und üben so leichten Druck aus. Diesen bis zum Nachlassen der Empfindlichkeit oder bis zu 90 Sekunden aufrechterhalten.

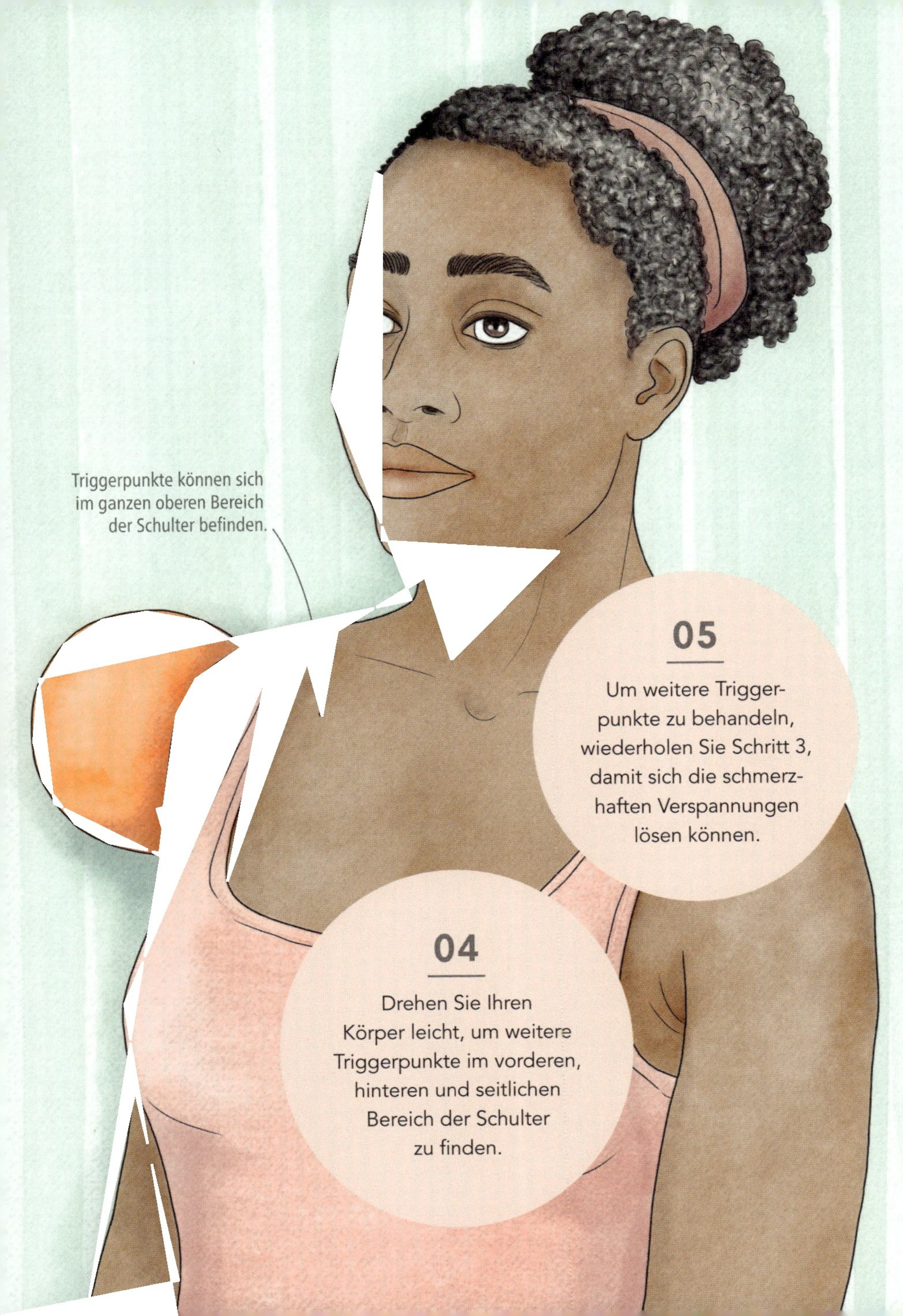
Triggerpunkte können sich im ganzen oberen Bereich der Schulter befinden.

04

Drehen Sie Ihren Körper leicht, um weitere Triggerpunkte im vorderen, hinteren und seitlichen Bereich der Schulter zu finden.

05

Um weitere Triggerpunkte zu behandeln, wiederholen Sie Schritt 3, damit sich die schmerzhaften Verspannungen lösen können.

ARME UND HÄNDE

Beschwerden an Armen, Ellenbogen und Händen gehören zu den häufigsten beruflich bedingten Gesundheitsproblemen. Durch ständiges Arbeiten am Computer kommt es zur Ermüdung und Reizung von Muskeln und weichem Gewebe, was in der Folge zum »Mausarm« oder Repetitive-Strain-Injury-Syndrom (kurz: RSI-Syndrom) führen kann.

URSACHEN DER TRIGGERPUNKTE

- Durch Überbeanspruchung der Arme und Hände, vor allem beim Benutzen von Computern und Mobilgeräten, können sich Triggerpunkte bilden.
- Sportarten und Freizeitaktivitäten wie Golf, Tennis, Nähen oder das Spielen eines Musikinstruments, die mit ständig gleichen Bewegungen der Arme oder Hände einhergehen, können das Entstehen von Triggerpunkten fördern.
- Triggerpunkte in diesem Bereich werden oft irrtümlich als Karpaltunnelsyndrom diagnostiziert.

TYPISCHE BESCHWERDEN

- Scharfer, stechender oder auch dumpfer Schmerz.
- Ermüdung und Schwellungen, vor allem im Unterarm.
- Kribbeln oder »Nadelstiche«, vor allem in Unterarm und Fingern.
- Taubheitsgefühle und Nachlassen der Greifkraft, beispielsweise beim Schreiben oder Drehen eines Türknaufs.
- Brennender Schmerz im Ellenbogen, vor allem beim Heben oder Greifen (»Tennisarm«).

Schmerzmuster
Position und Art der Schmerzen in Armen und Händen können Hinweise darauf geben, wo sich die auslösenden Triggerpunkte befinden.

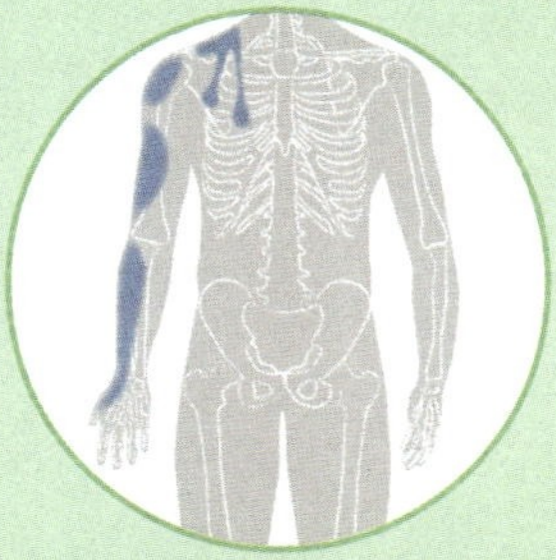

Häufige Triggerpunkte:
SEITLICHER HALS 2,
Seite 72–73

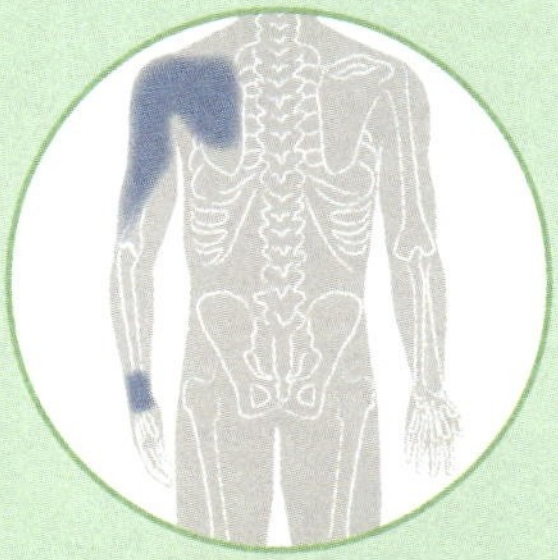

Häufige Triggerpunkte:
SEITLICHE ACHSEL 2,
Seite 74–75

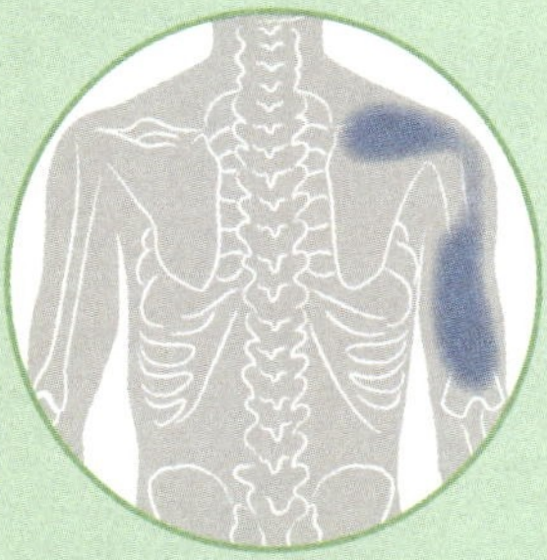

Häufige Triggerpunkte:
BRUST 2,
Seite 76–77

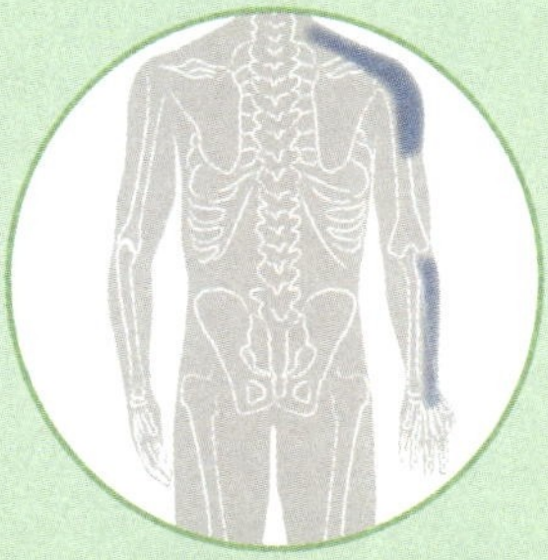

Häufige Triggerpunkte:
VORDERER OBERARM,
Seite 78–79

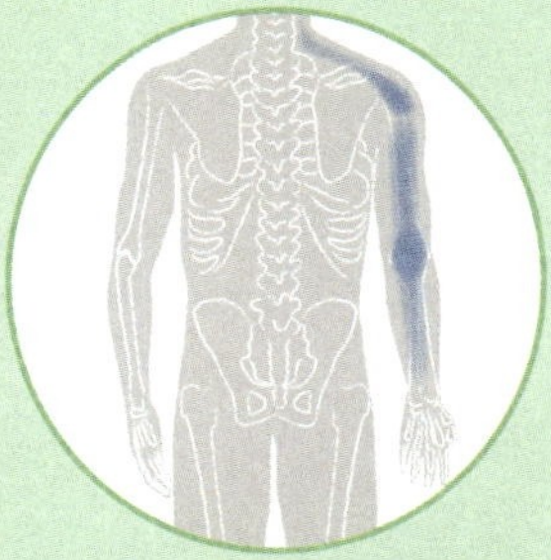

Häufige Triggerpunkte:
HINTERER OBERARM,
Seite 80–81

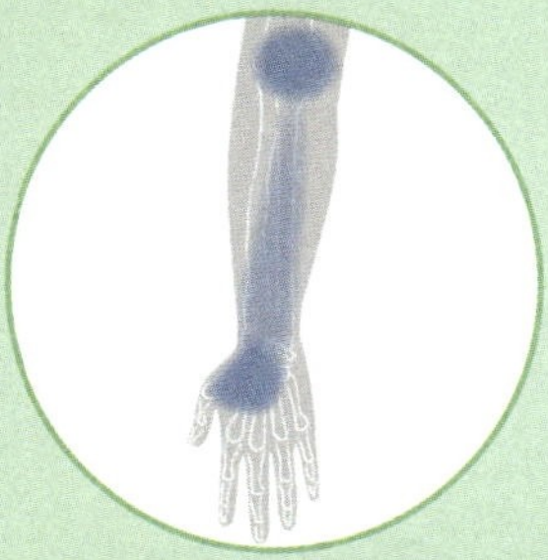

Häufige Triggerpunkte:
HINTERER UNTERARM,
Seite 82–83

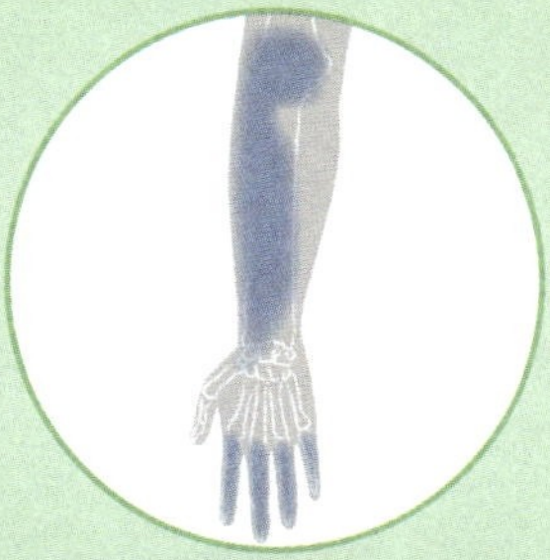

Häufige Triggerpunkte:
VORDERER UNTERARM,
Seite 84–85

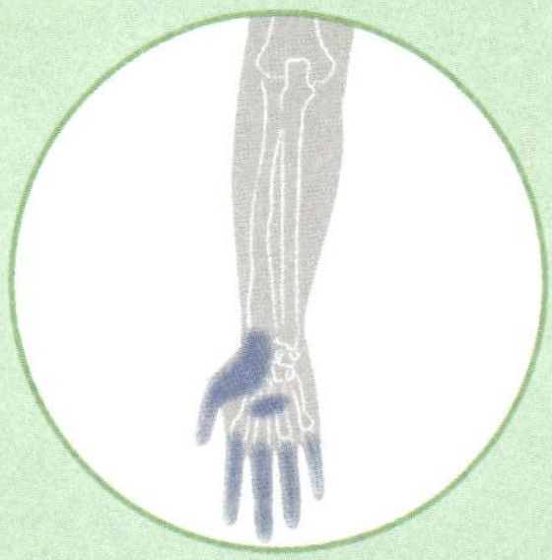

Häufige Triggerpunkte:
HANDFLÄCHE, Seite 86–87

Bitte umblättern ▶▶

Triggerpunkte finden
Die Abbildungen helfen Ihnen dabei, wahrscheinliche Triggerpunkte und geeignete Behandlungsmöglichkeiten zu finden.

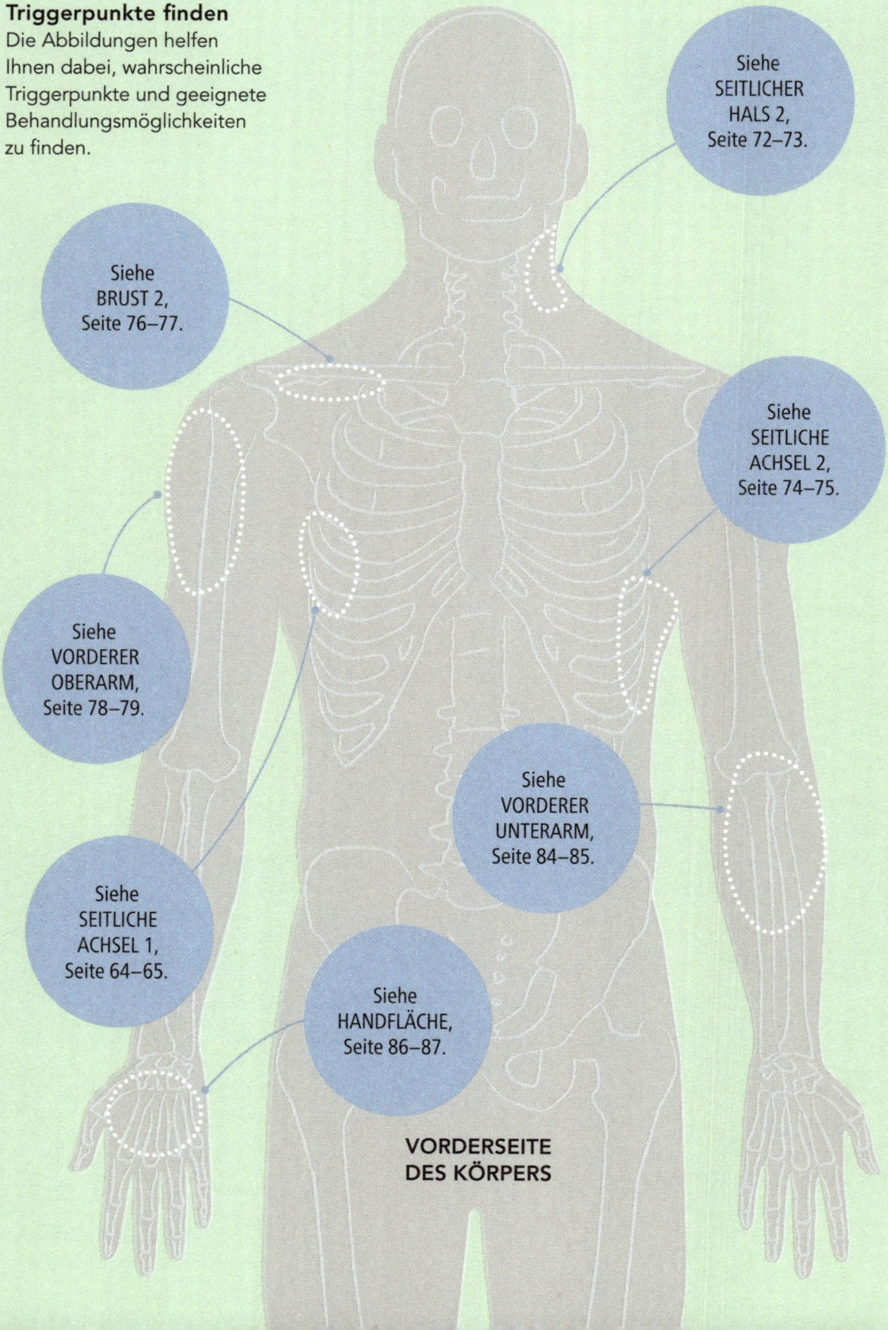

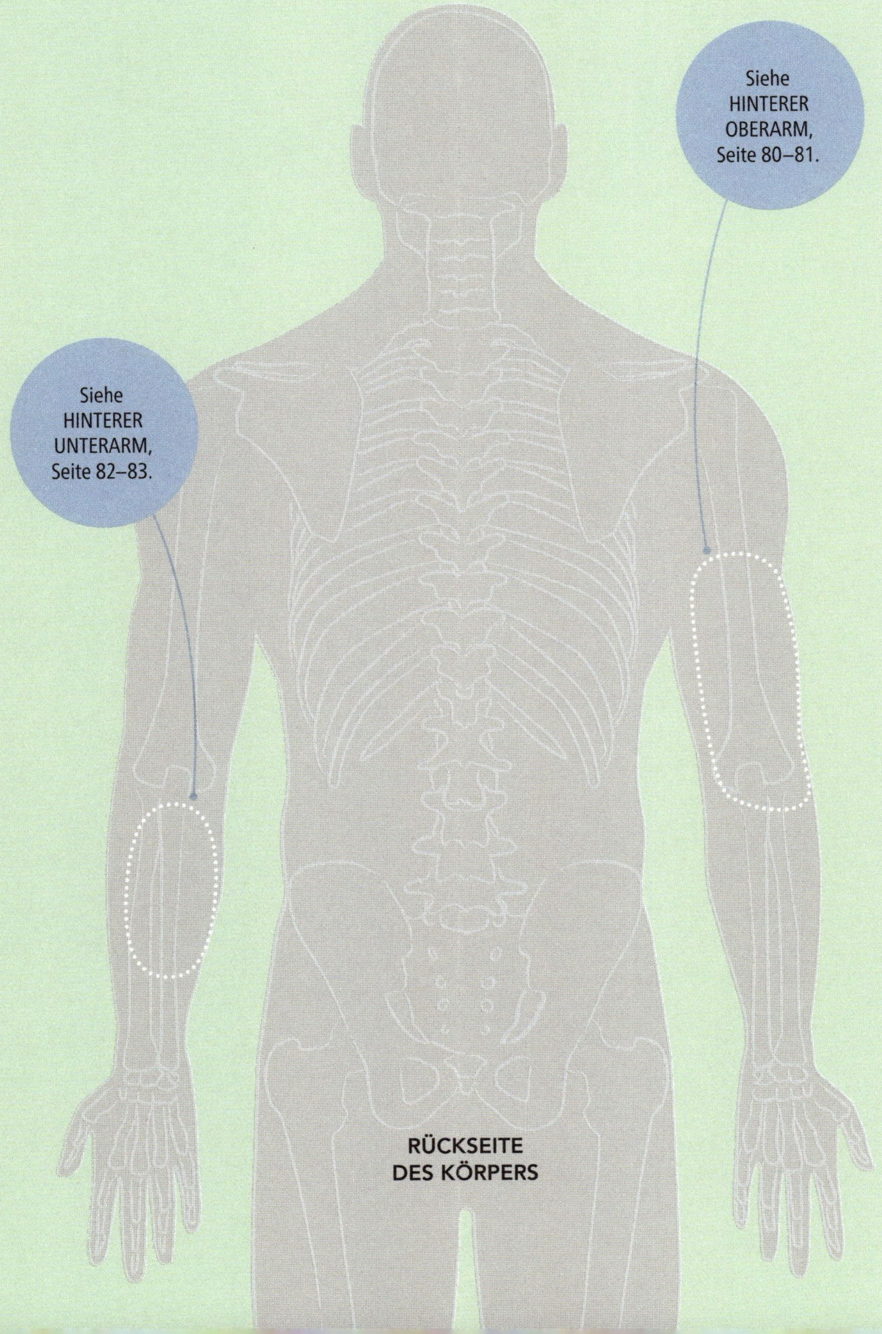
Siehe
HINTERER
OBERARM,
Seite 80–81.
Siehe
HINTERER
UNTERARM,
Seite 82–83.
RÜCKSEITE
DES KÖRPERS

SEITLICHER HALS 2

Triggerpunkte im seitlichen Hals können sich auf die Arme auswirken, denn dort zweigen Nervenstränge, die in die Arme führen, vom Rückenmark ab. Diese Triggerpunkte können Symptome des RSI-Syndroms verursachen und ein Schwächegefühl in Armen und Händen bewirken. Sie entstehen oft durch ständig wiederholte Bewegungen, etwa beim Bedienen einer Computertastatur.

TYPISCHE SCHMERZMUSTER

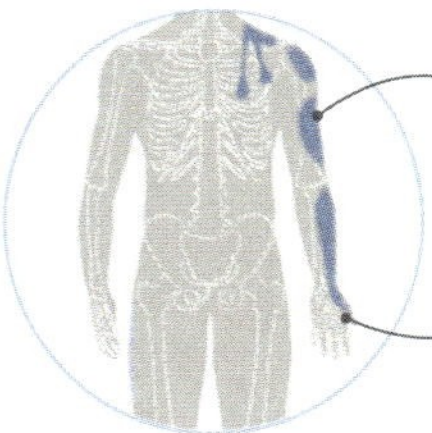

BETEILIGTE MUSKELN

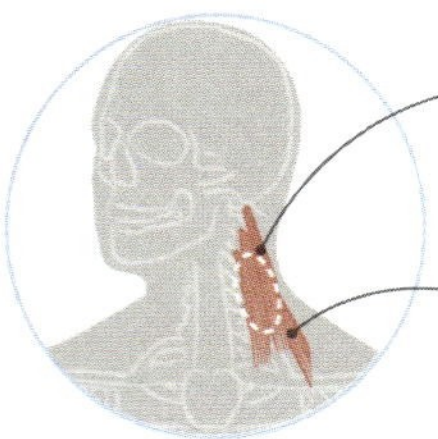

02

Schieben Sie einen Ball etwa mittig unter Ihren Hals. Am besten eignet sich ein aufblasbarer Ball, weil er nur sanften Druck auf diesen empfindlichen Körperbereich ausübt.

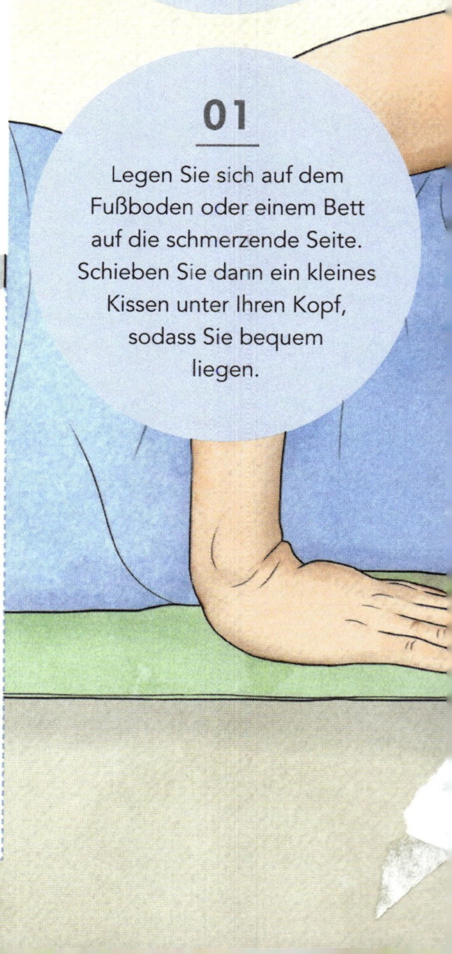

01

Legen Sie sich auf dem Fußboden oder einem Bett auf die schmerzende Seite. Schieben Sie dann ein kleines Kissen unter Ihren Kopf, sodass Sie bequem liegen.

03

Liegen Sie entspannt und ruhig. Der Druck auf den Ball soll allein durch Ihr Körpergewicht entstehen.

04

Halten Sie die Position und warten Sie das Nachlassen der Beschwerden ab. Tritt innerhalb von 90 Sekunden keine Besserung ein, brechen Sie die Behandlung ab und versuchen es am nächsten Tag noch einmal.

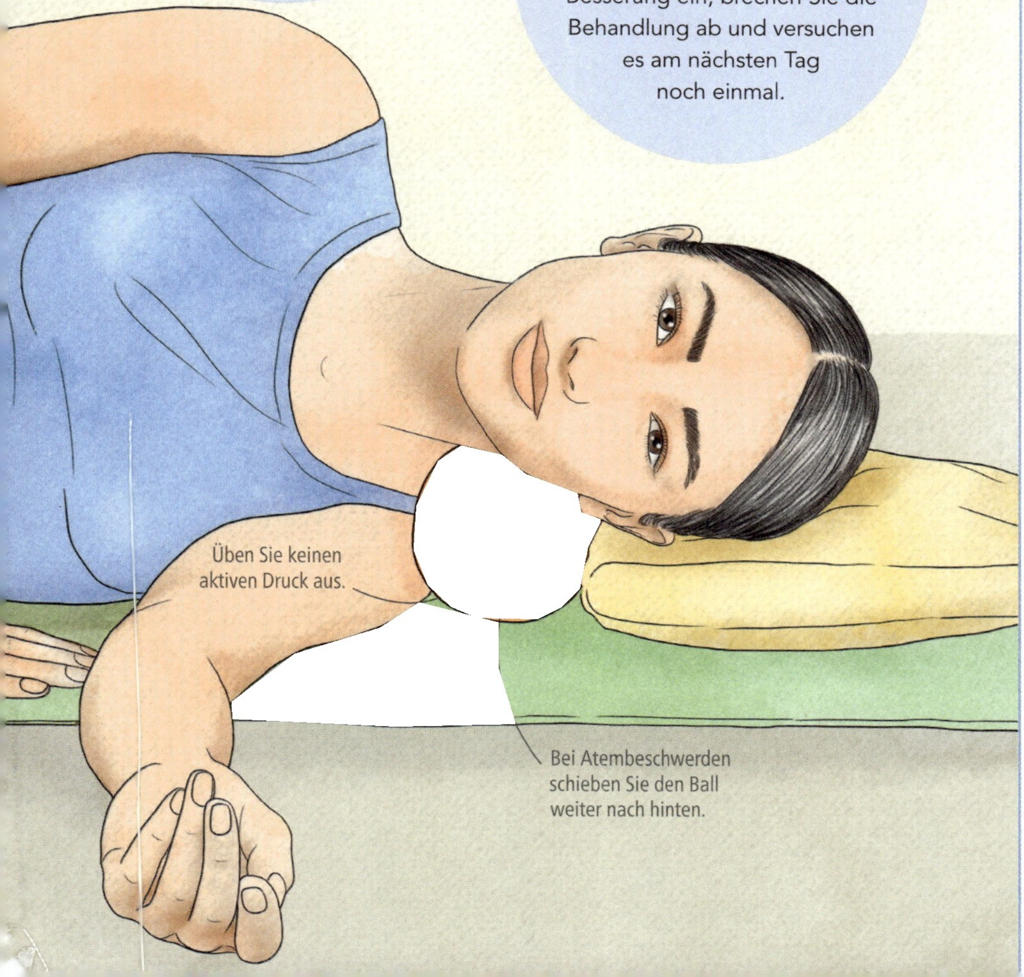

SEITLICHE ACHSEL 2

Muskelverspannungen in diesem Bereich sind häufig die Folge von Überbeanspruchung, etwa wenn bei der Arbeit mit einer Tastatur die Arme lange vor dem Körper gehalten werden. Triggerpunkte in der Achsel können die Beweglichkeit des Arms einschränken sowie Schmerzen in der hinteren Schulter und im ganzen Arm, vor allem in der Rückseite, verursachen.

TYPISCHE SCHMERZMUSTER

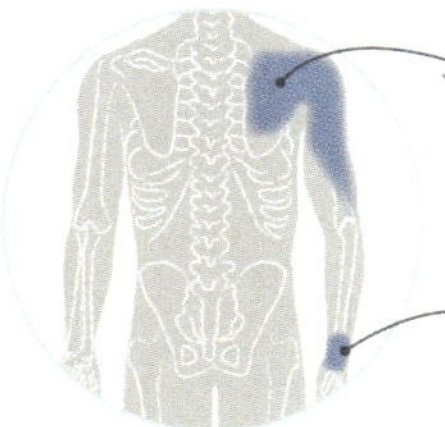

BETEILIGTE MUSKELN

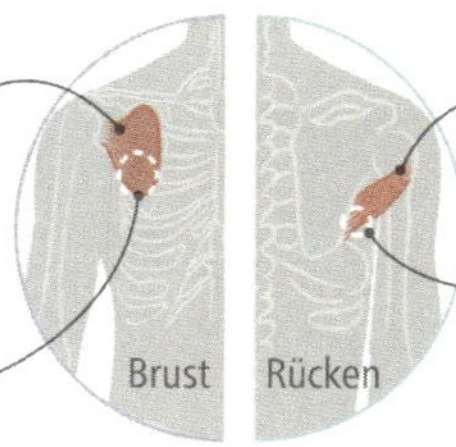

01

Legen Sie sich auf dem Fußboden oder einem Bett auf die schmerzende Seite, den Arm nach oben ausgesteckt. Sie können sich auch mit dem Ball an eine Wand lehnen.

02

Tasten Sie den Achselbereich mit der anderen Hand ab, bis Sie den knochigen Rand des Schulterblatts finden. Suchen Sie mit den Fingern nach empfindlichen Punkten.

03

Dann schieben Sie einen aufblasbaren Ball in die hintere Achselhöhle – möglichst genau dorthin, wo Sie einen empfindlichen Punkt ertastet haben. Liegen Sie entspannt auf dem Ball.

04

Nur Ihr Körpergewicht soll Druck auf den Ball ausüben. Halten Sie die Position bis zu 90 Sekunden oder bis die Empfindlichkeit nachlässt. Weitere Triggerpunkte behandeln Sie auf die gleiche Weise.

05

Wenn Sie weitere Triggerpunkte in der oberen Achselhöhle ertastet haben, den Ball dorthin verschieben und Schritt 4 wiederholen.

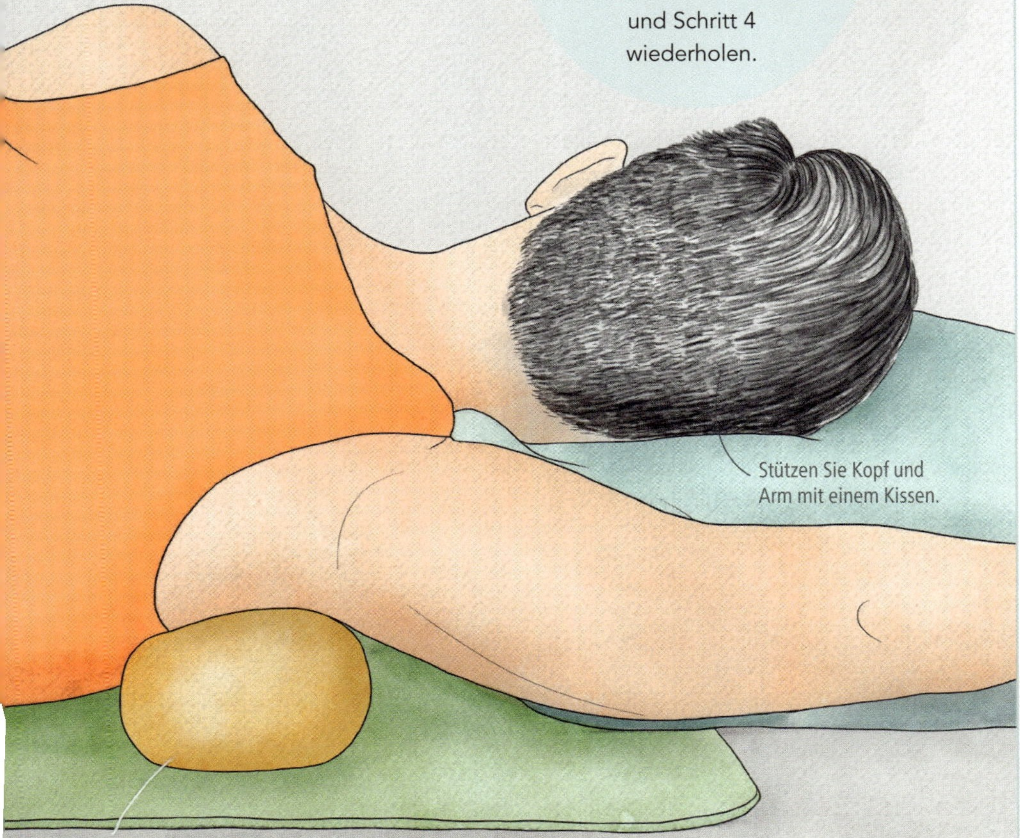

BRUST 2

Der Name des *Subclavius* verweist auf die Lage dieses Muskels: Er befindet sich direkt unter (*sub*) dem Schlüsselbein (*clavius*). Er ist winzig, kann aber erhebliche Beschwerden verursachen. Triggerpunkte in seinem Bereich können Schmerzen im Arm, in der Hand und sogar in den Fingern bewirken. Wenn der Muskel verspannt ist, etwa durch lange Computerarbeit, trägt er zu einer gekrümmten Haltung der Schultern bei.

TYPISCHE SCHMERZMUSTER

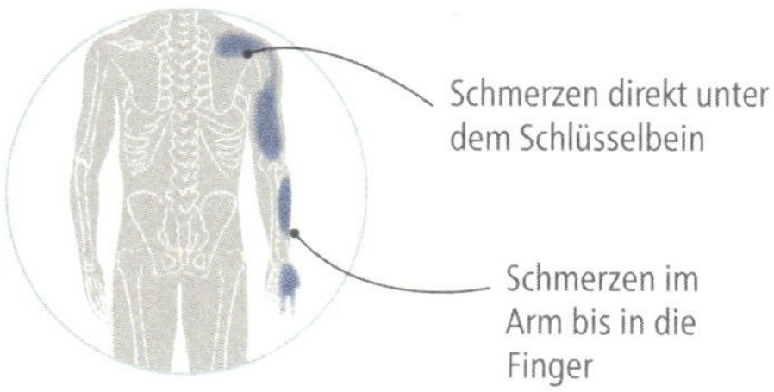

BETEILIGTE MUSKELN

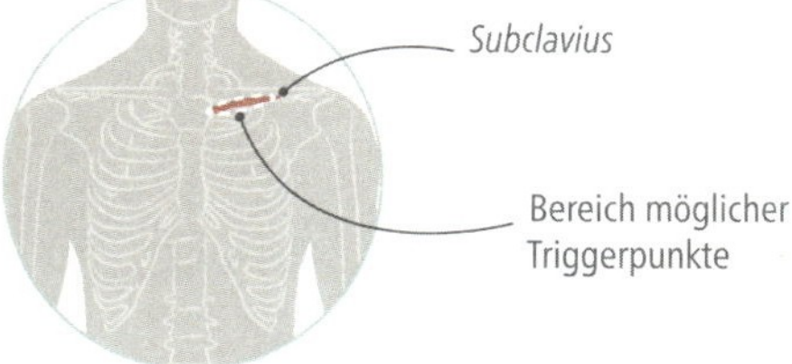

01

Führen Sie die Hand gegenüber der schmerzenden Seite zur Brust, die Finger liegen auf dem Schlüsselbein.

02

Legen Sie den Mittelfinger in die Vertiefung unter dem Schlüsselbein. Wenn dieser Bereich stark verspannt ist, ziehen Sie die Schultern leicht nach hinten, damit das Schlüsselbein hervortritt.

03

Mit dem Finger behutsam aufwärts gegen den Knochen drücken. Befindet sich hier ein Triggerpunkt, erkennen Sie das sofort, denn diese Stelle reagiert sehr empfindlich.

04

Üben Sie leichten Druck aus, bis die Beschwerden spürbar nachlassen, maximal 90 Sekunden.

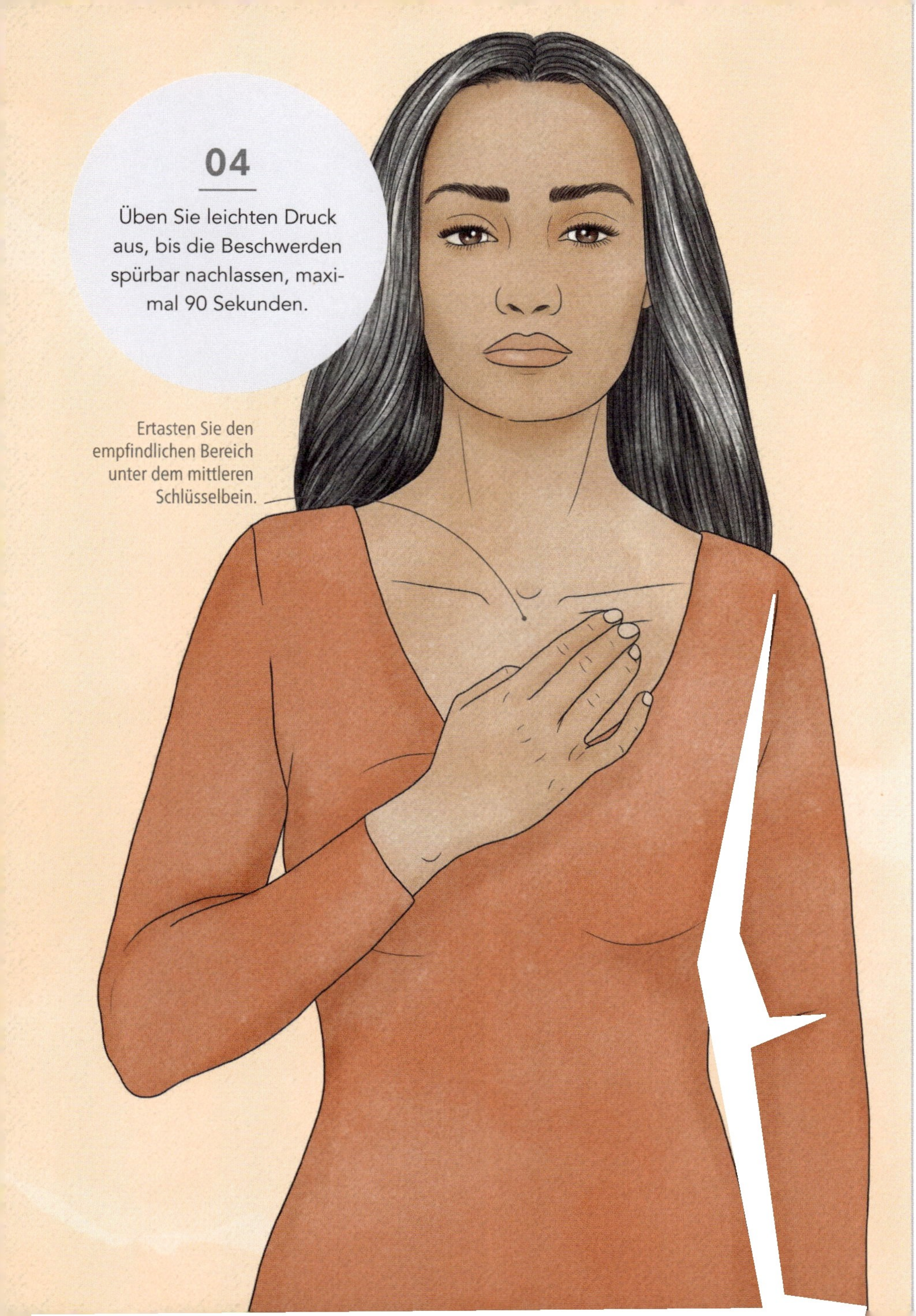

VORDERER OBERARM

Triggerpunkte im vorderen Oberarm können sich durch Bewegungen entwickeln, die im Alltag ständig wiederholt werden. Schmerzen treten aber selten dort auf, wo die Triggerpunkte liegen, sondern werden in die Schultern, die hinteren Oberarme, die vorderen Unterarme und Hände übertragen. Manchmal kann es auch zu Schwierigkeiten beim Strecken des Arms kommen.

TYPISCHE SCHMERZMUSTER

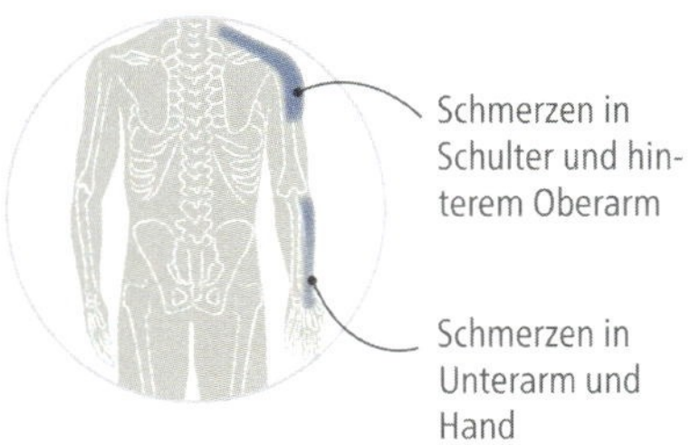

BETEILIGTE MUSKELN

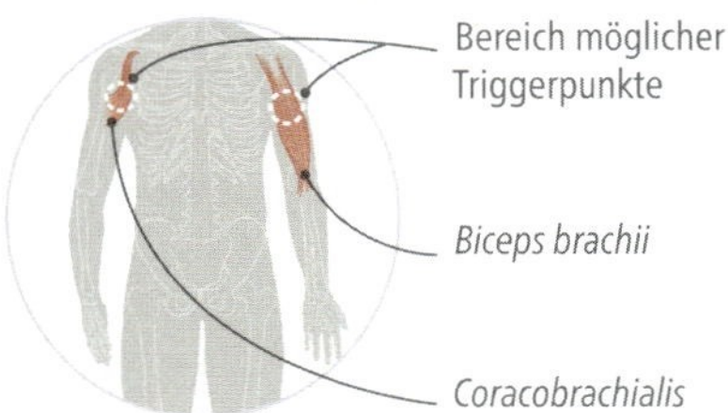

01

Ballen Sie mit der Hand gegenüber der schmerzenden Seite eine lockere Faust. Die Fingerknöchel unterhalb der Schulter auf den schmerzenden Oberarm legen.

02

Streichen Sie langsam und vorsichtig mit der Faust abwärts Richtung Ellenbogen. An empfindlichen Stellen innehalten und Druck ausüben, bis Besserung eintritt (maximal 90 Sekunden).

03

Mit der Faust weiter Richtung Ellenbogen streichen und Schritt 2 bei Bedarf wiederholen.

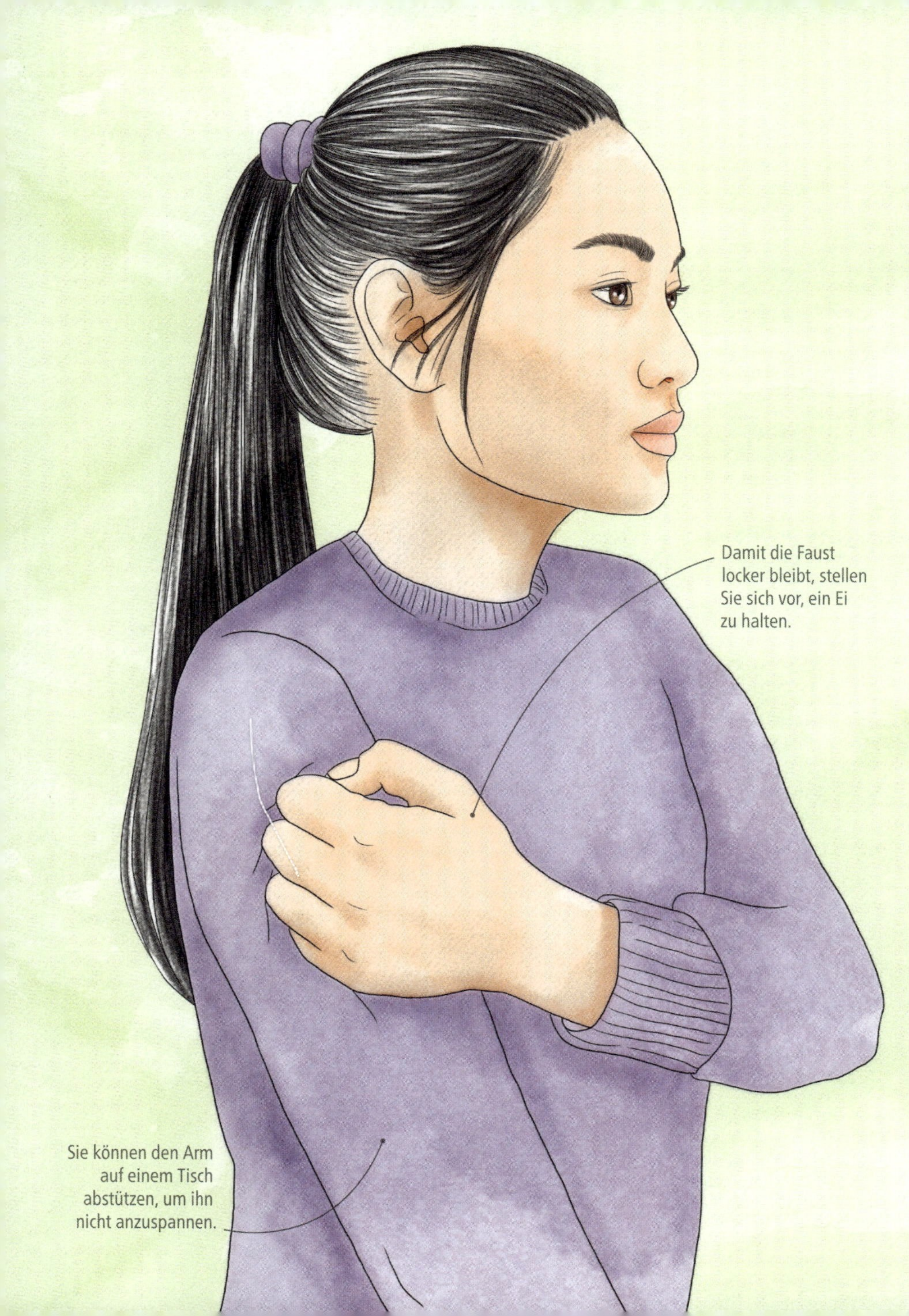
Damit die Faust locker bleibt, stellen Sie sich vor, ein Ei zu halten.
Sie können den Arm auf einem Tisch abstützen, um ihn nicht anzuspannen.

HINTERER OBERARM

Der Muskel im hinteren Oberarm ist oft bei Menschen überlastet, die Krücken oder Gehhilfen, beispielsweise einen Stock, verwenden. Die Folge können Schmerzen sein, die von Nacken und Schulter bis in die Hände und Finger ausstrahlen. Typisch sind auch Schmerzen oder Empfindlichkeit im Ellenbogen, sodass es unangenehm ist, sich auf einem Tisch oder der Sessellehne abzustützen.

TYPISCHE SCHMERZMUSTER

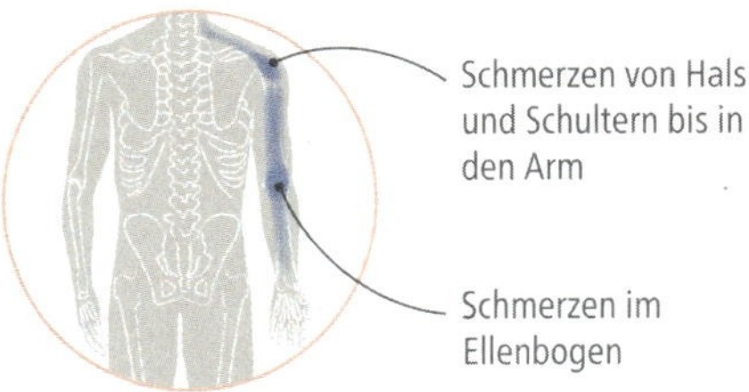

BETEILIGTE MUSKELN

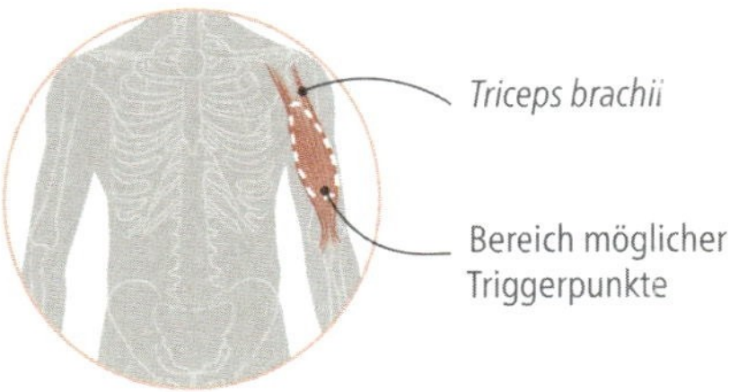

01

Zur Behandlung dieses Bereichs verwenden Sie am besten einen aufblasbaren Ball oder einen Faszienball, je nachdem, was Ihnen angenehmer ist.

02

Ertasten Sie mit den Fingern der Hand gegenüber der schmerzenden Seite empfindliche Punkte im hinteren Oberarm.

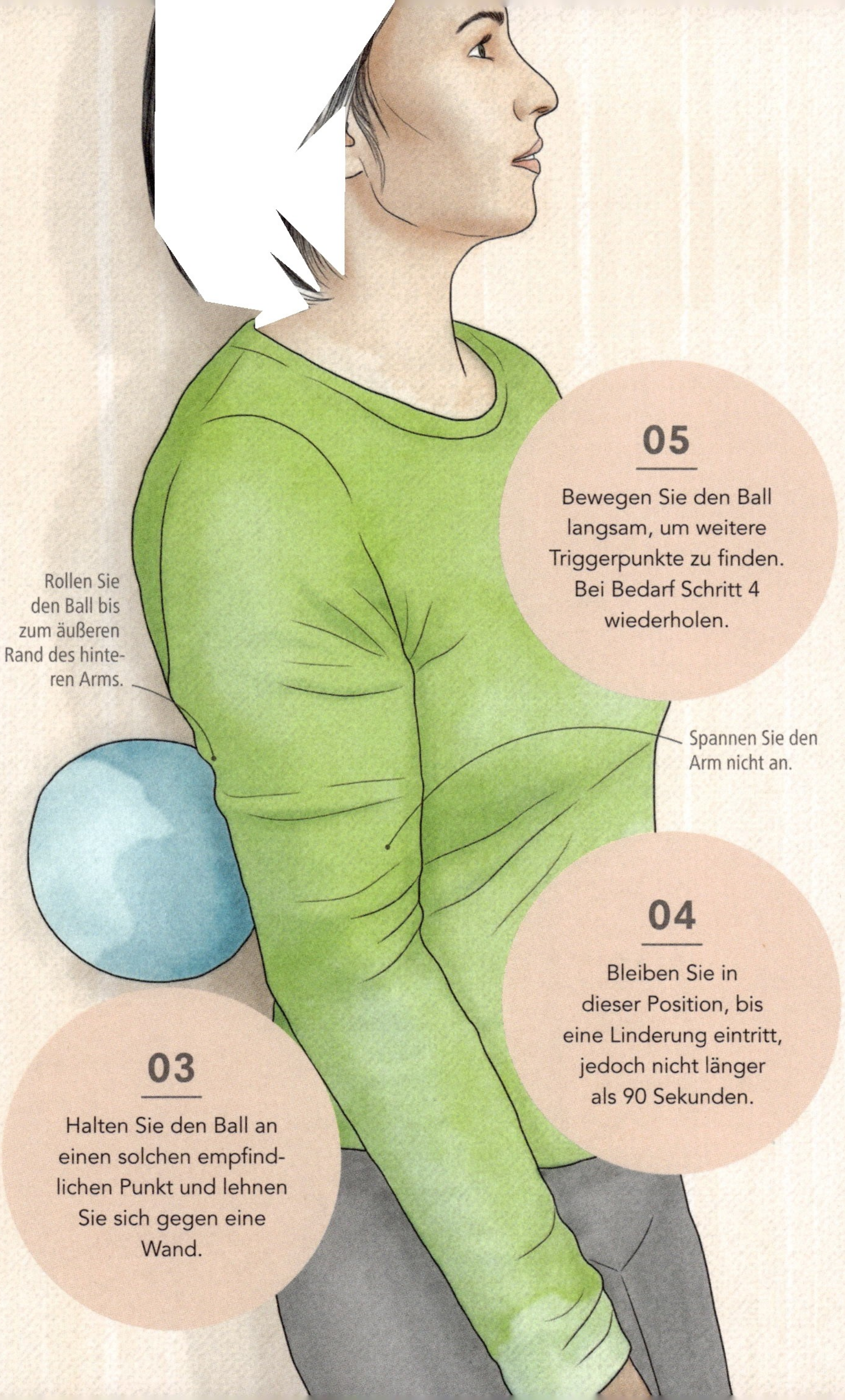

03

Halten Sie den Ball an einen solchen empfindlichen Punkt und lehnen Sie sich gegen eine Wand.

04

Bleiben Sie in dieser Position, bis eine Linderung eintritt, jedoch nicht länger als 90 Sekunden.

05

Bewegen Sie den Ball langsam, um weitere Triggerpunkte zu finden. Bei Bedarf Schritt 4 wiederholen.

02

Ballen Sie die andere Hand locker zur Faust und setzen Sie diese direkt unter dem Ellenbogen auf den Unterarm auf. (Ein Ball würde zwischen Unterarm und Tischplatte liegen.)

03

Mit den Knöcheln streichen Sie langsam am Unterarm abwärts, um Triggerpunkte zu finden. (Alternativ den Arm leicht auf den Ball drücken und diesen am Arm entlang abwärts rollen.)

01

Legen Sie den schmerzenden Unterarm mit der Handfläche nach unten auf einen Tisch. Wenn Sie einen Ball verwenden, zeigt die Handfläche nach oben.

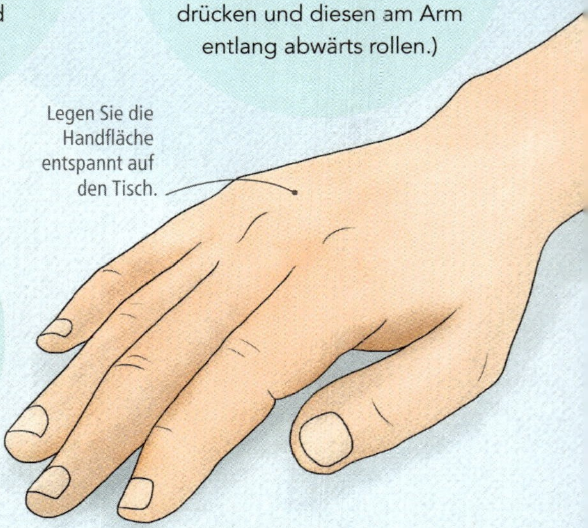

HINTERER UNTERARM

Kleine Muskeln im hinteren Unterarm sind für die Streckung der Finger zuständig. In Zusammenarbeit mit den Beugern (siehe Seite 84–85) ermöglichen sie die präzisen Bewegungen der Finger. Jedoch ermüden diese kleinen Muskeln leicht. Dann können Triggerpunkte entstehen, die nicht nur Schmerzen verursachen, sondern auch die Greifkraft schwächen.

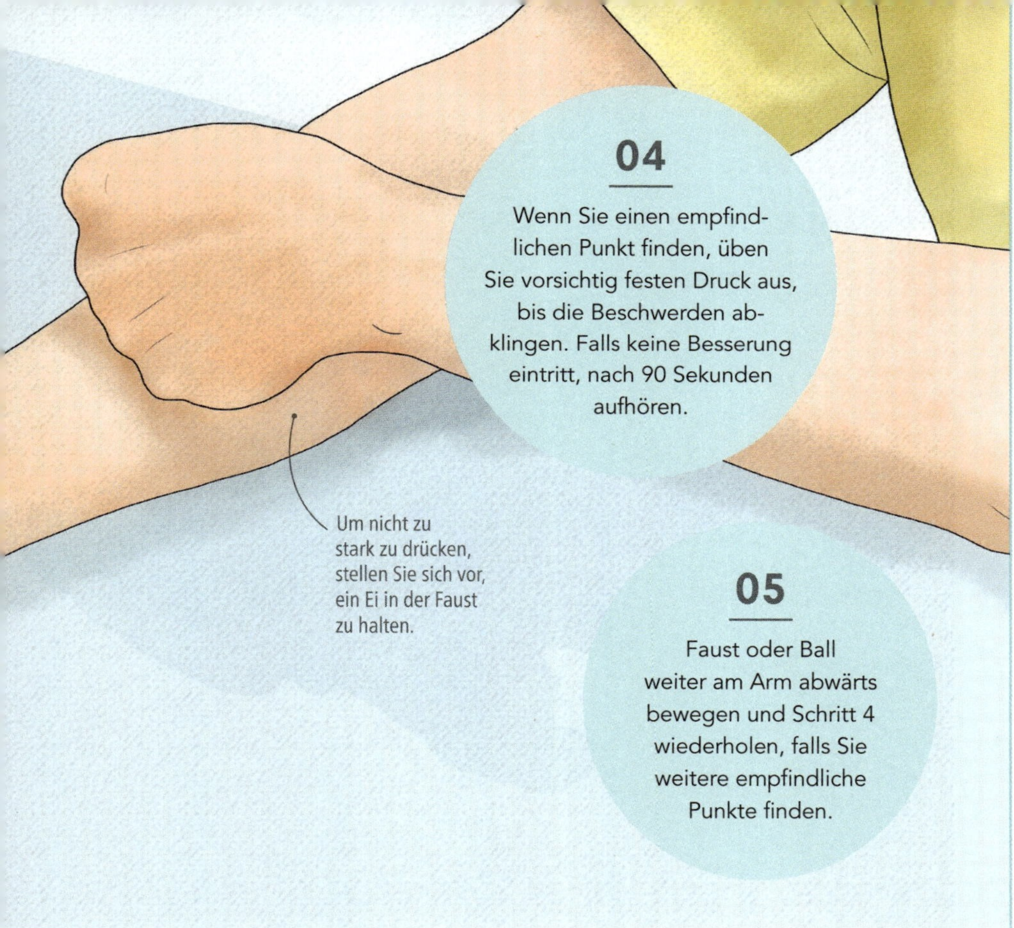

04

Wenn Sie einen empfindlichen Punkt finden, üben Sie vorsichtig festen Druck aus, bis die Beschwerden abklingen. Falls keine Besserung eintritt, nach 90 Sekunden aufhören.

05

Faust oder Ball weiter am Arm abwärts bewegen und Schritt 4 wiederholen, falls Sie weitere empfindliche Punkte finden.

TYPISCHE SCHMERZMUSTER

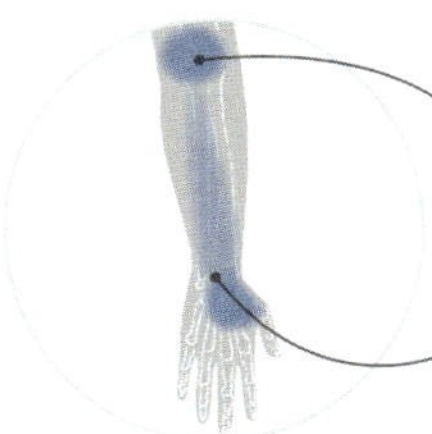

BETEILIGTE MUSKELN

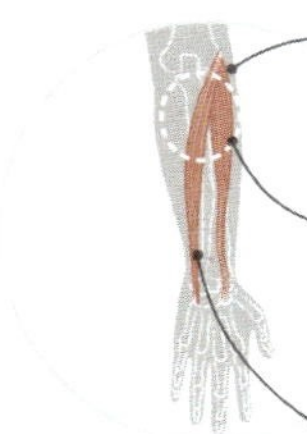

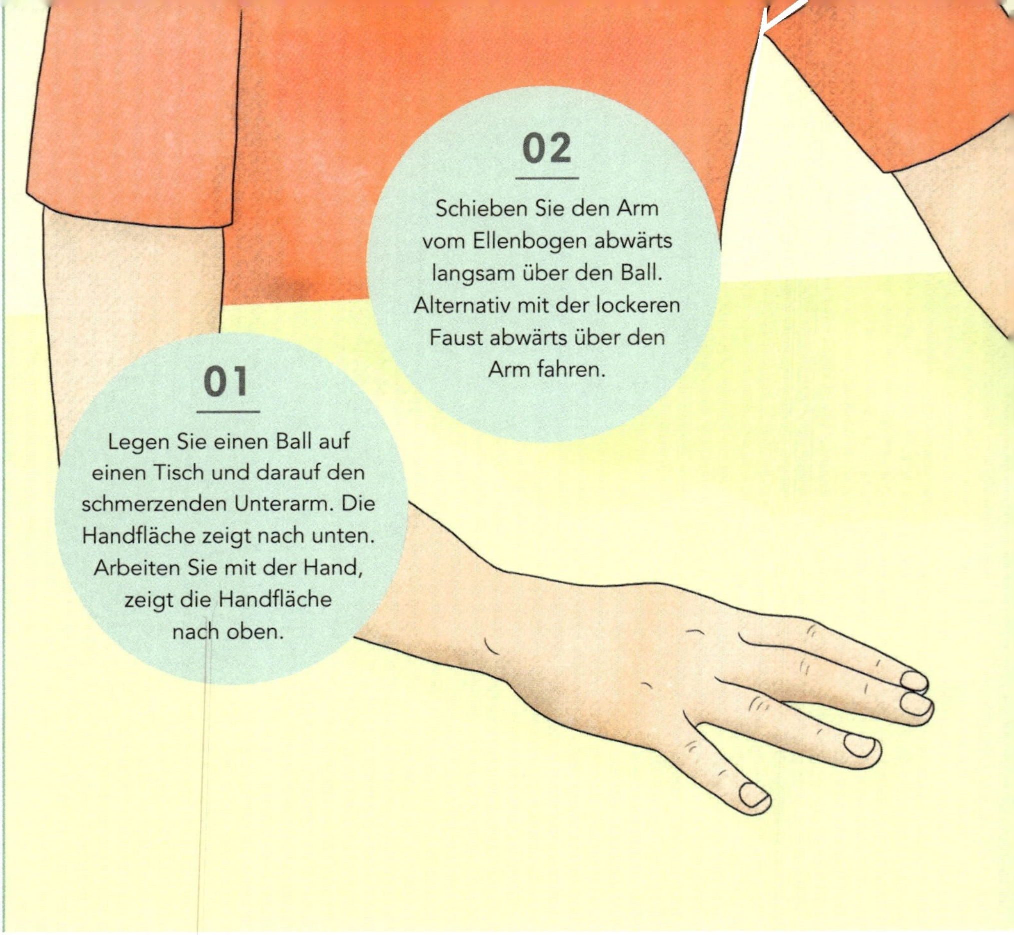

VORDERER UNTERARM

Die kleinen Muskeln im vorderen Unterarm sind für die Beugung der Finger zuständig. Zusammen mit den Streckern (siehe Seite 82–83) ermöglichen sie die präzisen Bewegungen der Finger. Auch die Beuger ermüden recht schnell. Dann können Triggerpunkte entstehen, die Schmerzen in Arm und Hand verursachen und den Griff schwächen.

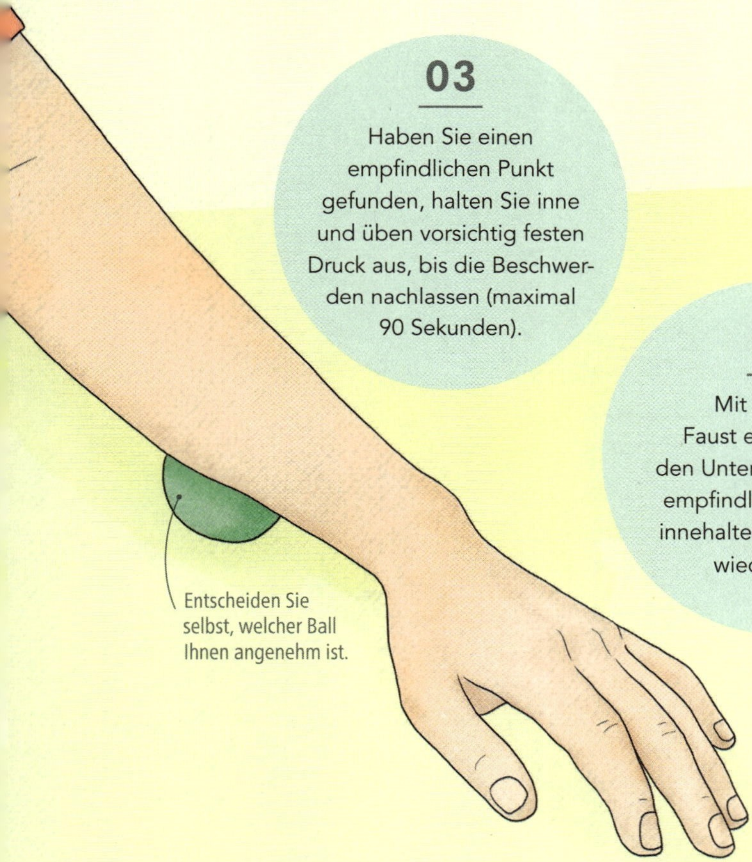

03

Haben Sie einen empfindlichen Punkt gefunden, halten Sie inne und üben vorsichtig festen Druck aus, bis die Beschwerden nachlassen (maximal 90 Sekunden).

04

Mit Ball oder Faust erkunden Sie den Unterarm weiter. An empfindlichen Punkten innehalten und Schritt 4 wiederholen.

TYPISCHE SCHMERZMUSTER

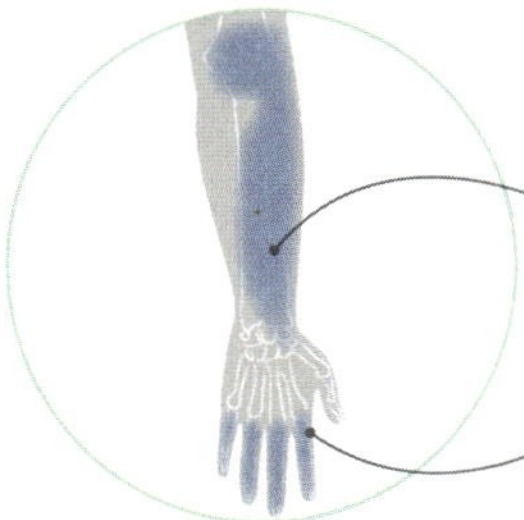

BETEILIGTE MUSKELN

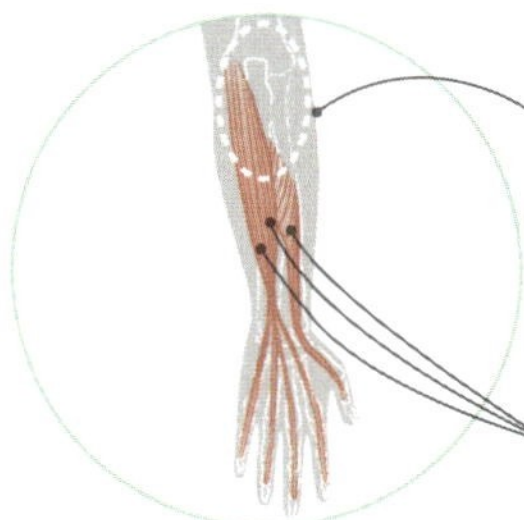

HANDFLÄCHE

Damit die Feinmotorik beim Schreiben oder der Garten- und Küchenarbeit möglich ist, müssen viele Muskeln der Handflächen, Finger und Daumen zusammenarbeiten. Diese Muskeln sind klein und ermüden bei Überanstrengung schnell. So entstehen Triggerpunkte, die Schmerzen, Taubheit oder Steifheit verursachen. Die Beschwerden werden oft als Symptome des RSI-Syndroms missverstanden.

02

Verwenden Sie einen aufblasbaren Ball für sanften, flächigen Druck oder einen kleineren Faszienball, um einzelne Triggerpunkte zu finden.

01

Sie brauchen einen Tisch oder eine andere Fläche, auf die Sie sich leicht aufstützen können, ohne dabei die Schulter zu heben.

TYPISCHE SCHMERZMUSTER

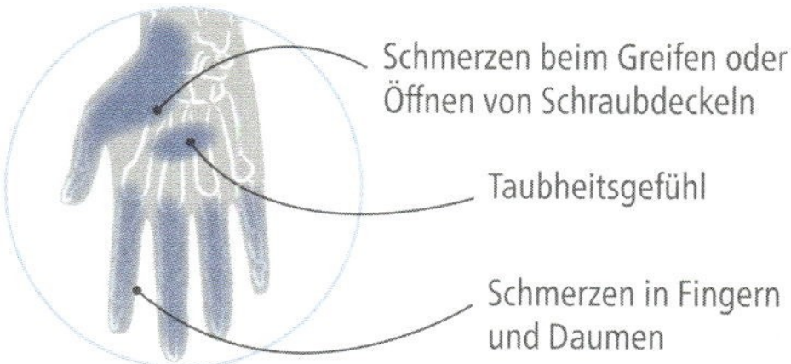

BETEILIGTE MUSKELN

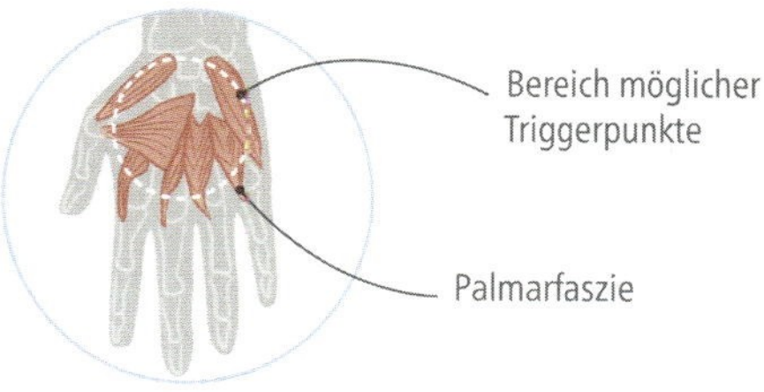

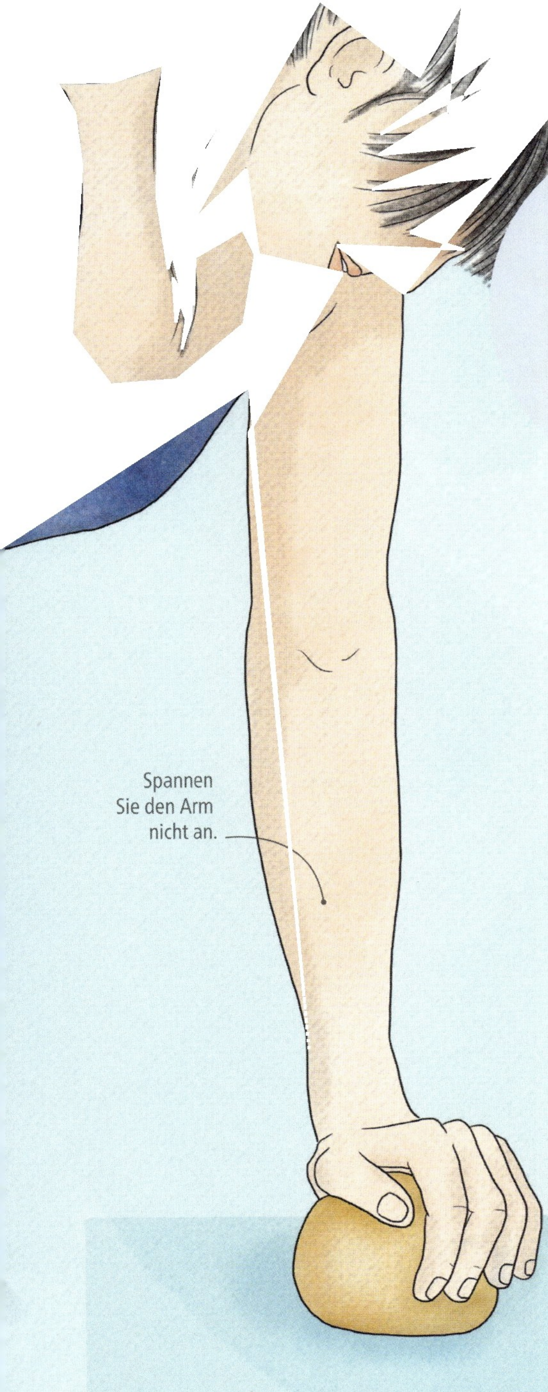

03

Legen Sie die Hand auf den Ball. Langsam und vorsichtig die ganze Hand, die Finger und das Handgelenk darüberrollen.

04

An empfindlichen Punkten halten Sie an und üben statischen Druck aus, bis eine Besserung eintritt. Bleibt die Veränderung aus, den Druck nach 90 Sekunden beenden.

05

Weiter mit der Hand über den Ball rollen. Falls Sie mehr Triggerpunkte finden, wiederholen Sie Schritt 4.

OBERER UND MITTLERER RÜCKEN

Rückenschmerzen zählen weltweit zu den häufigsten chronischen Beschwerden. Triggerpunkte, die sich in Nacken, Schultern, Brust und Rücken bilden, können Schmerzen und andere Probleme im oberen und mittleren Rücken auslösen.

URSACHEN DER TRIGGERPUNKTE

- Durch das stundenlange Bedienen von Computertastaturen oder Mobilgeräten wird der Rücken in eine unnatürliche Haltung gezwungen, um Arme und Hände zu stützen. Dadurch bilden sich Triggerpunkte.
- Eine krumme Sitzhaltung beansprucht den Rücken und kann dazu beitragen, dass sich Triggerpunkte entwickeln.
- Auch durch falsches Heben und Tragen kommt es zu einer Überbelastung der Rückenmuskulatur, was die Entstehung von Triggerpunkten begünstigt.

TYPISCHE BESCHWERDEN

- Stechende Schmerzen im Bereich des Schulterblatts, die sich beim Sitzen oft verstärken und bei Bewegung nachlassen.
- Schmerzen im mittleren Rücken beim Heben und Tragen schwerer Gegenstände. Betroffene meinen meist, einen schwachen Rücken zu haben. Tatsächlich sind oft Triggerpunkte die Ursache der Beschwerden.
- Das Gefühl von ständig nach vorne gebeugten oder hochgezogenen Schultern. Dehnung kann eine Lockerung bewirken, aber oft wird die falsche Haltung schnell wieder eingenommen.
- Empfindliche Stellen im Rücken und stechender Schmerz beim Husten oder tiefen Atmen. Diese Beschwerden treten oft nach einer Atemwegsinfektion oder bei Asthma auf.
- Steifheit und Schmerzen im Rücken aufgrund von Erkrankungen wie Skoliose (seitliche Abweichung der Wirbelsäule) oder *Spondylitis ankylosans* (chronische Entzündung der Wirbelsäule) können durch die Behandlung von Triggerpunkten gelindert werden.

Schmerzmuster

Position und Art der Rückenschmerzen können Hinweise darauf geben, wo sich die verantwortlichen Triggerpunkte befinden.

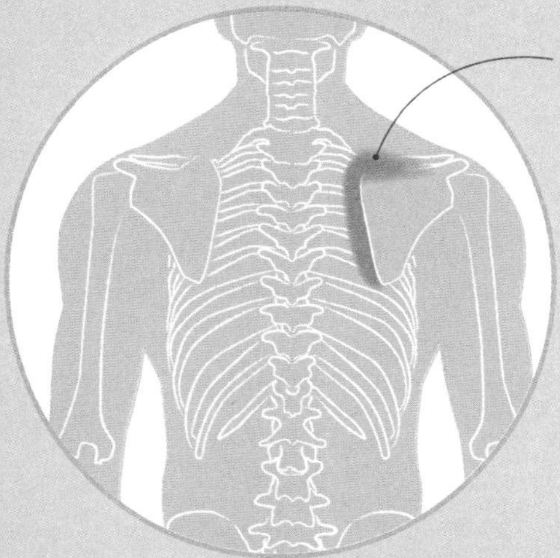

Häufige Triggerpunkte:
ZWISCHEN DEN SCHULTERBLÄTTERN, Seite 92–93

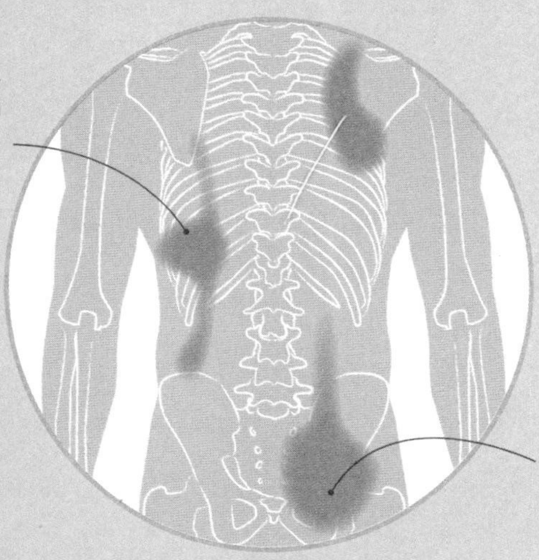

Häufige Triggerpunkte:
RÜCKEN, Seite 94–95

Bitte umblättern ▶▶

Triggerpunkte finden
Die Abbildungen helfen Ihnen dabei, wahrscheinliche Triggerpunkte und geeignete Behandlungsmöglichkeiten zu finden.

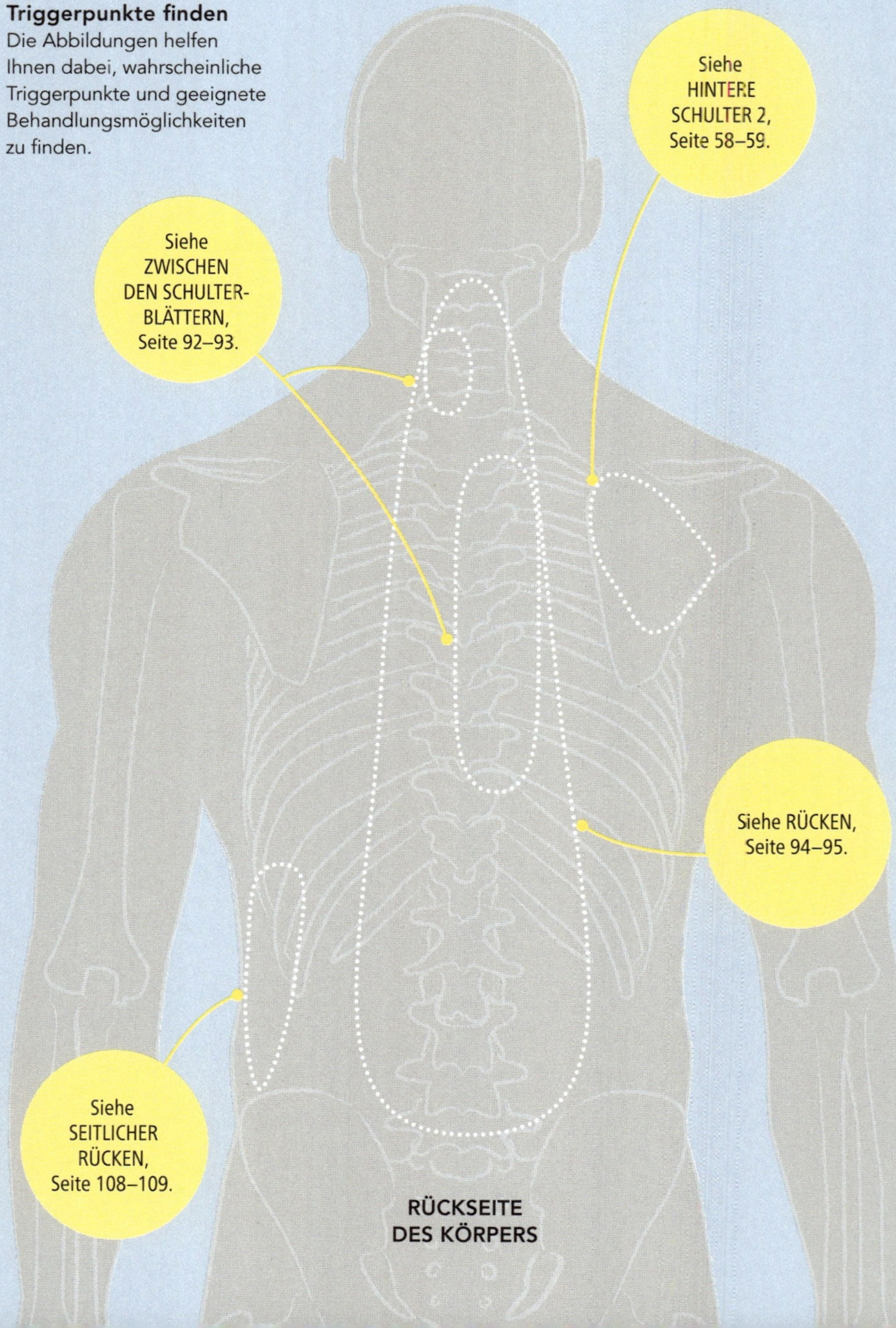

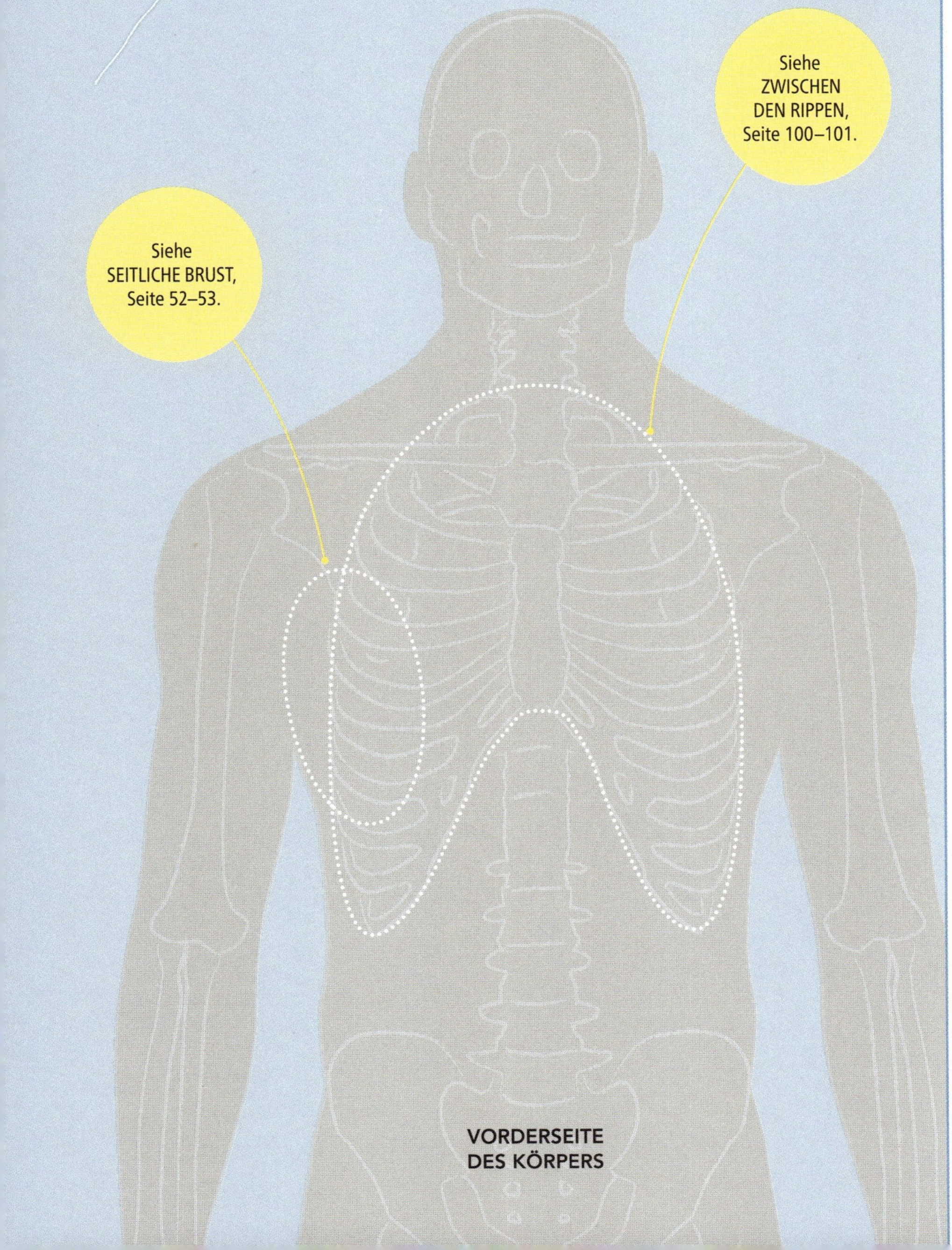
Siehe
ZWISCHEN
DEN RIPPEN,
Seite 100–101.
Siehe
SEITLICHE BRUST,
Seite 52–53.
VORDERSEITE
DES KÖRPERS

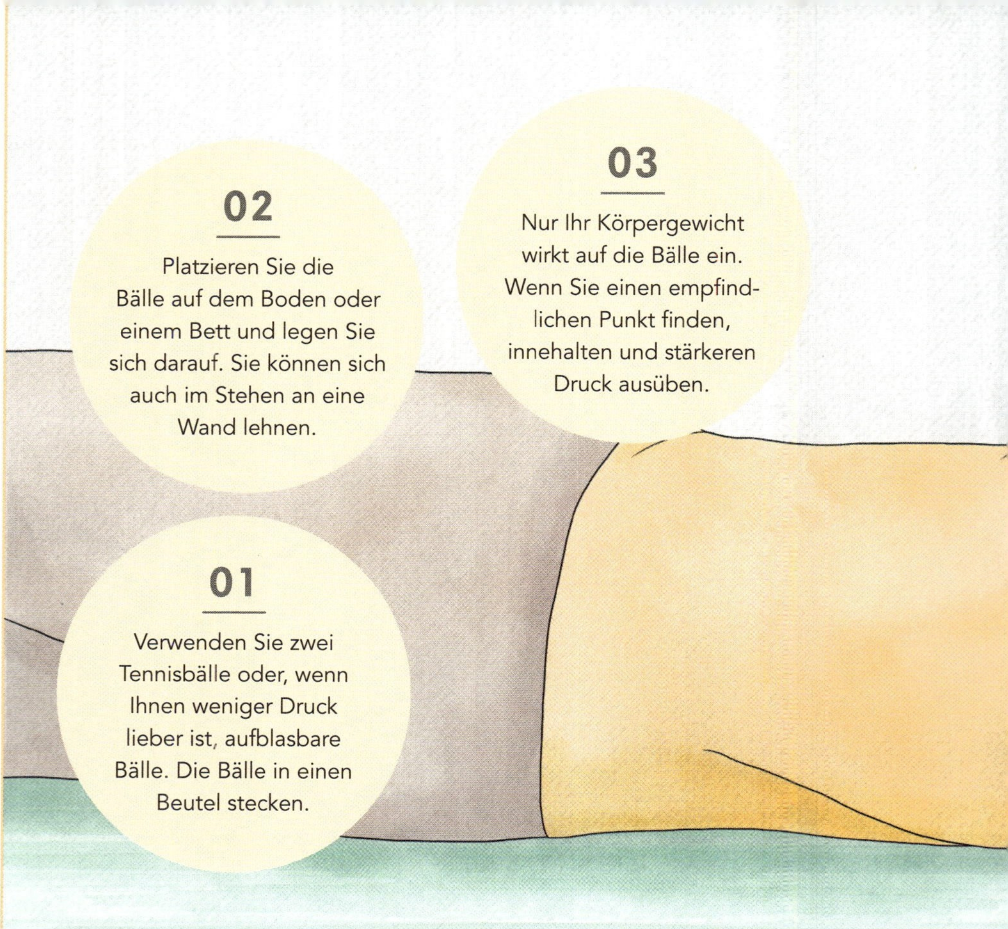

01

Verwenden Sie zwei Tennisbälle oder, wenn Ihnen weniger Druck lieber ist, aufblasbare Bälle. Die Bälle in einen Beutel stecken.

02

Platzieren Sie die Bälle auf dem Boden oder einem Bett und legen Sie sich darauf. Sie können sich auch im Stehen an eine Wand lehnen.

03

Nur Ihr Körpergewicht wirkt auf die Bälle ein. Wenn Sie einen empfindlichen Punkt finden, innehalten und stärkeren Druck ausüben.

ZWISCHEN DEN SCHULTERBLÄTTERN

Der *Rhomboideus* verbindet die Schulterblätter mit der Wirbelsäule und bewegt beim Ziehen die Schultern nach hinten. Verspannt er sich in überdehnter Position, führt das zu einer gekrümmten Schulterhaltung. Triggerpunkte in diesem Bereich können unangenehme ein- oder beidseitige Schmerzen im oberen Rücken auslösen.

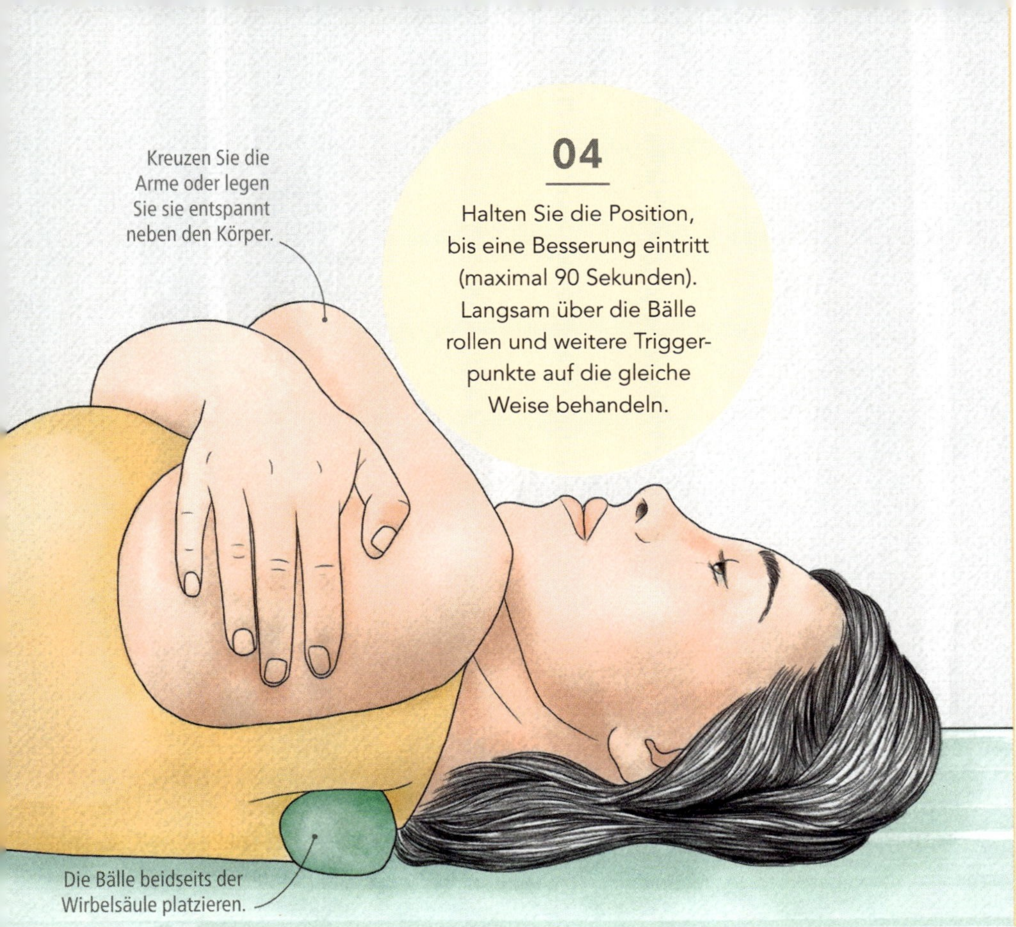

04

Halten Sie die Position, bis eine Besserung eintritt (maximal 90 Sekunden). Langsam über die Bälle rollen und weitere Triggerpunkte auf die gleiche Weise behandeln.

TYPISCHE SCHMERZMUSTER

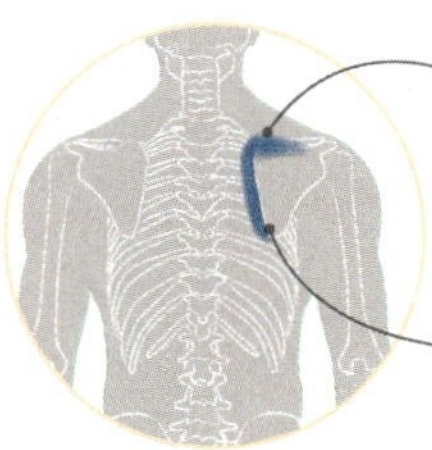

BETEILIGTE MUSKELN

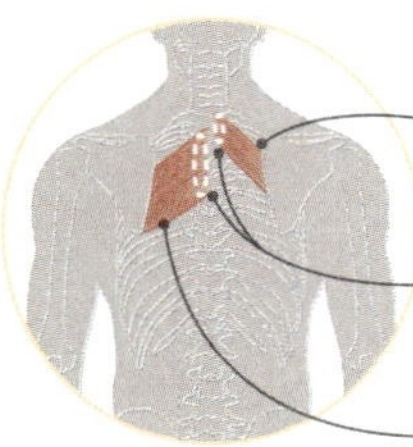

RÜCKEN

Die Rückenmuskulatur setzt sich aus verschiedenen Gruppen und Schichten zusammen, die vom Becken bis zum Kopf reichen. Gemeinsam halten sie den Oberkörper aufrecht. Triggerpunkte in der Rückenmuskulatur können Schmerzen, Steifheit und Spannungsgefühle auslösen, ebenso Taubheitsgefühle auf der Haut. Alternativ zur hier gezeigten Methode können Sie auch einen Massagestab (siehe Seite 20) bei der Behandlung des Rückens verwenden.

TYPISCHE SCHMERZMUSTER

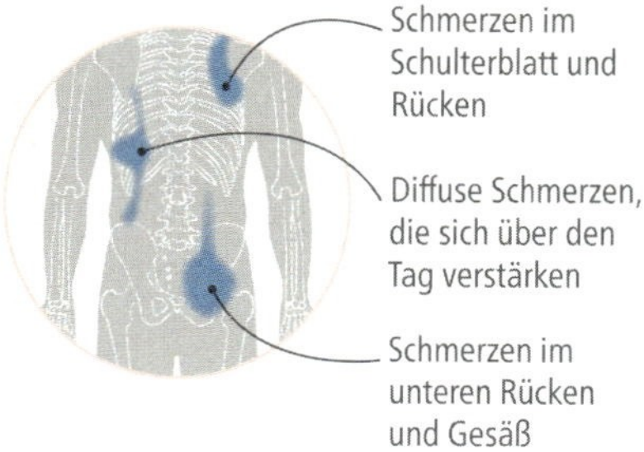

BETEILIGTE MUSKELN

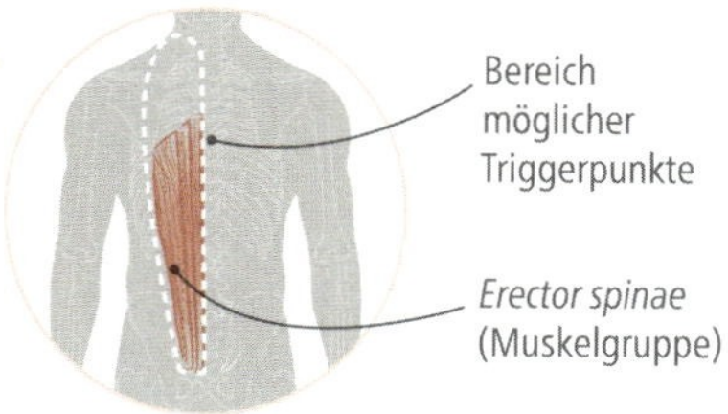

01

Stecken Sie zwei Bälle in einen Beutel und platzieren Sie diesen zwischen Rücken und Wand. Alternativ können Sie in Rückenlage auf dem Fußboden oder einem Bett arbeiten.

02

Am oberen Rücken beginnen. Wenn Sie einen empfindlichen Punkt finden, üben Sie mit dem Körper statischen Druck auf die Bälle aus, bis Besserung eintritt (maximal 90 Sekunden).

03

Die Bälle etwas tiefer rutschen lassen, nach weiteren Triggerpunkten suchen und diese ebenso mit Druck behandeln.

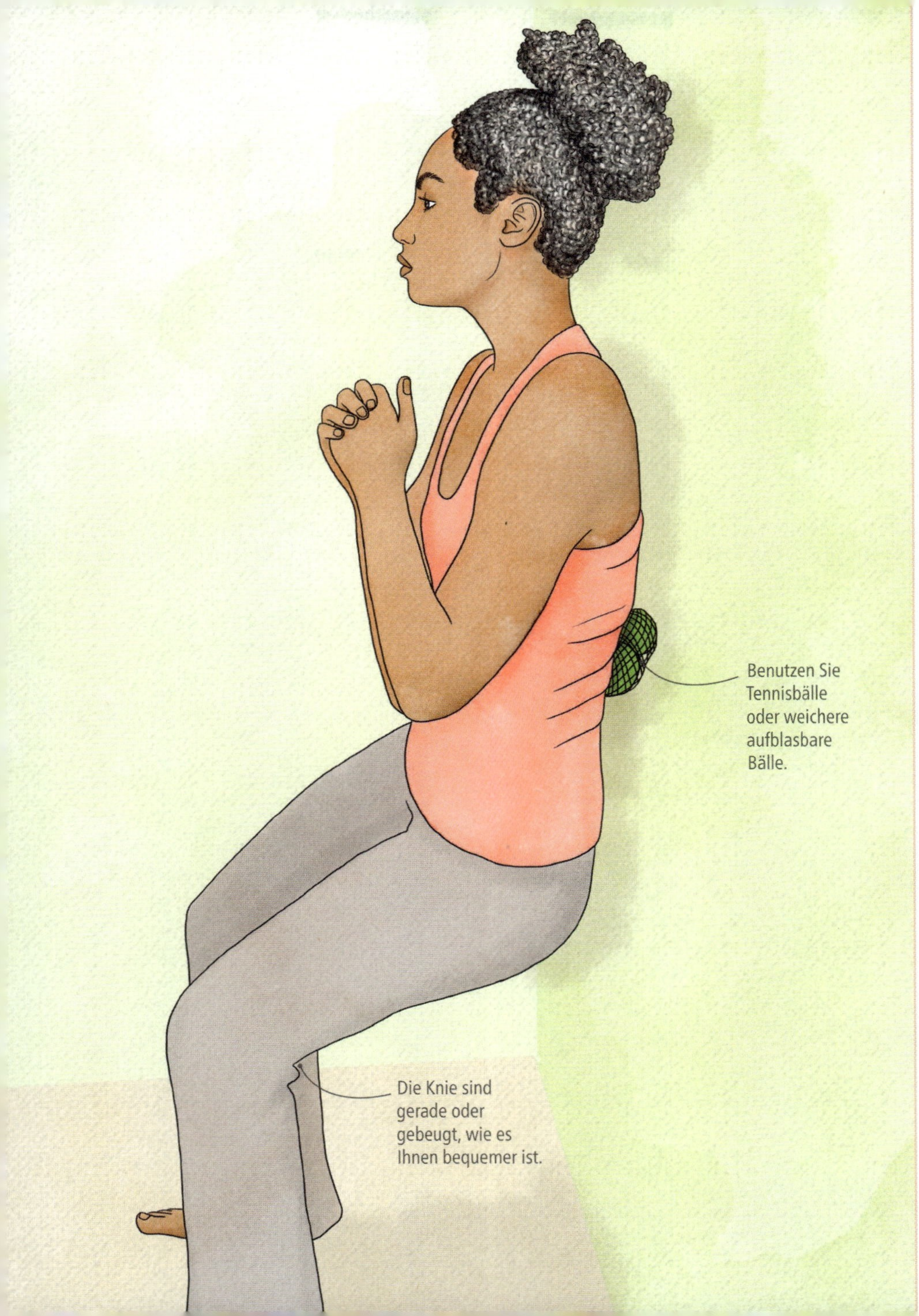
Benutzen Sie Tennisbälle oder weichere aufblasbare Bälle.
Die Knie sind gerade oder gebeugt, wie es Ihnen bequemer ist.

BAUCH

Im Bauchbereich finden sich wichtige Organe wie Magen, Leber, Harnblase und Fortpflanzungsorgane. Triggerpunkte können in den Bauchmuskeln entstehen, aber auch im tiefer liegenden Muskelgewebe, das die Organe umgibt. Bei ungewöhnlichen Bauchschmerzen sollten Sie immer einen Arzt aufsuchen, um festzustellen, ob eventuell eine organische Erkrankung vorliegt.

URSACHEN DER TRIGGERPUNKTE

- Starke Beanspruchung der Bauchmuskeln durch eine Infektion, Verdauungsstörungen oder Husten kann dazu führen, dass sich Triggerpunkte bilden.
- Eine Überlastung der Muskeln, sowohl durch Heben schwerer Gegenstände als auch durch sportliche Übungen wie Sit-ups, kann die Entstehung von Triggerpunkten im Bauch begünstigen.
- Triggerpunkte in anderen Körperbereichen, etwa den inneren Oberschenkeln oder dem Rücken, können Schmerzen im Bauchbereich verursachen.

TYPISCHE BESCHWERDEN

- Triggerpunkte in Organen oder Bauchmuskeln können Beschwerden hervorrufen, die anderen Krankheiten ähneln, zum Beispiel Verdauungsstörungen, Sodbrennen, Übelkeit, Blähungen, Koliken, Reizdarmsyndrom oder Magenverstimmung.
- Schmerzen tief im Becken und Menstruationsschmerzen bei Frauen.

Schmerzmuster

Position und Art der Bauchschmerzen können Hinweise darauf geben, wo sich die auslösenden Triggerpunkte befinden.

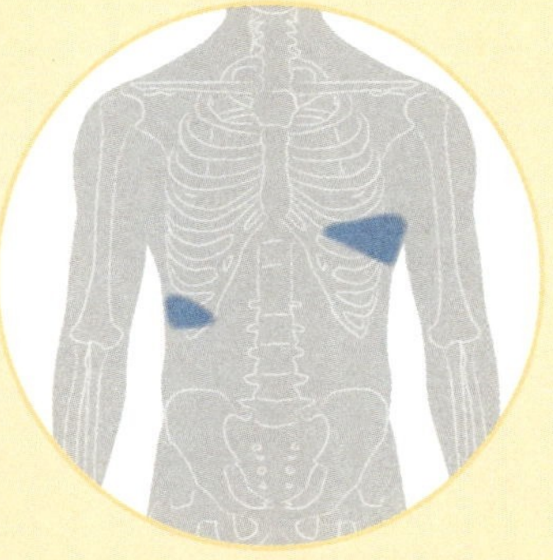

Häufige Triggerpunkte:
ZWISCHEN DEN RIPPEN, Seite 100–101

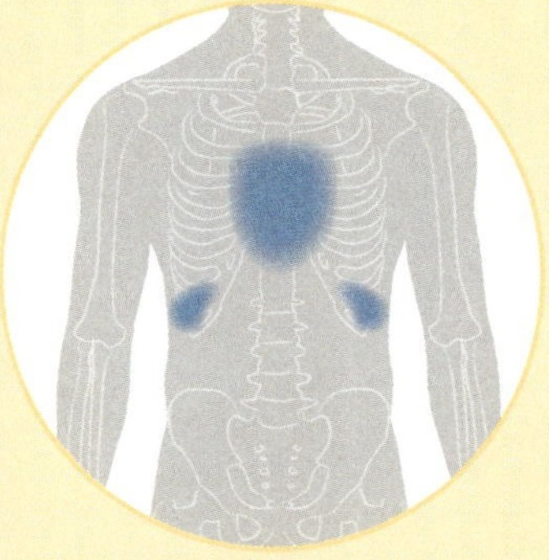

Häufige Triggerpunkte:
ZWERCHFELL, Seite 102–103

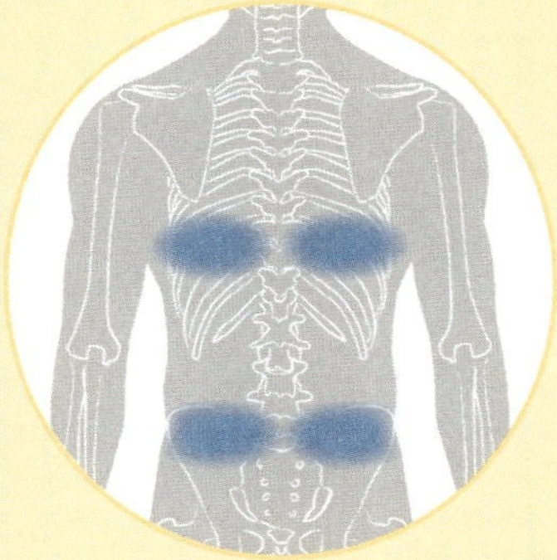

Häufige Triggerpunkte:
BAUCH, Seite 104–105

Bitte umblättern ▶▶

Triggerpunkte finden
Die Abbildungen helfen Ihnen dabei, wahrscheinliche Triggerpunkte und geeignete Behandlungsmöglichkeiten zu finden.

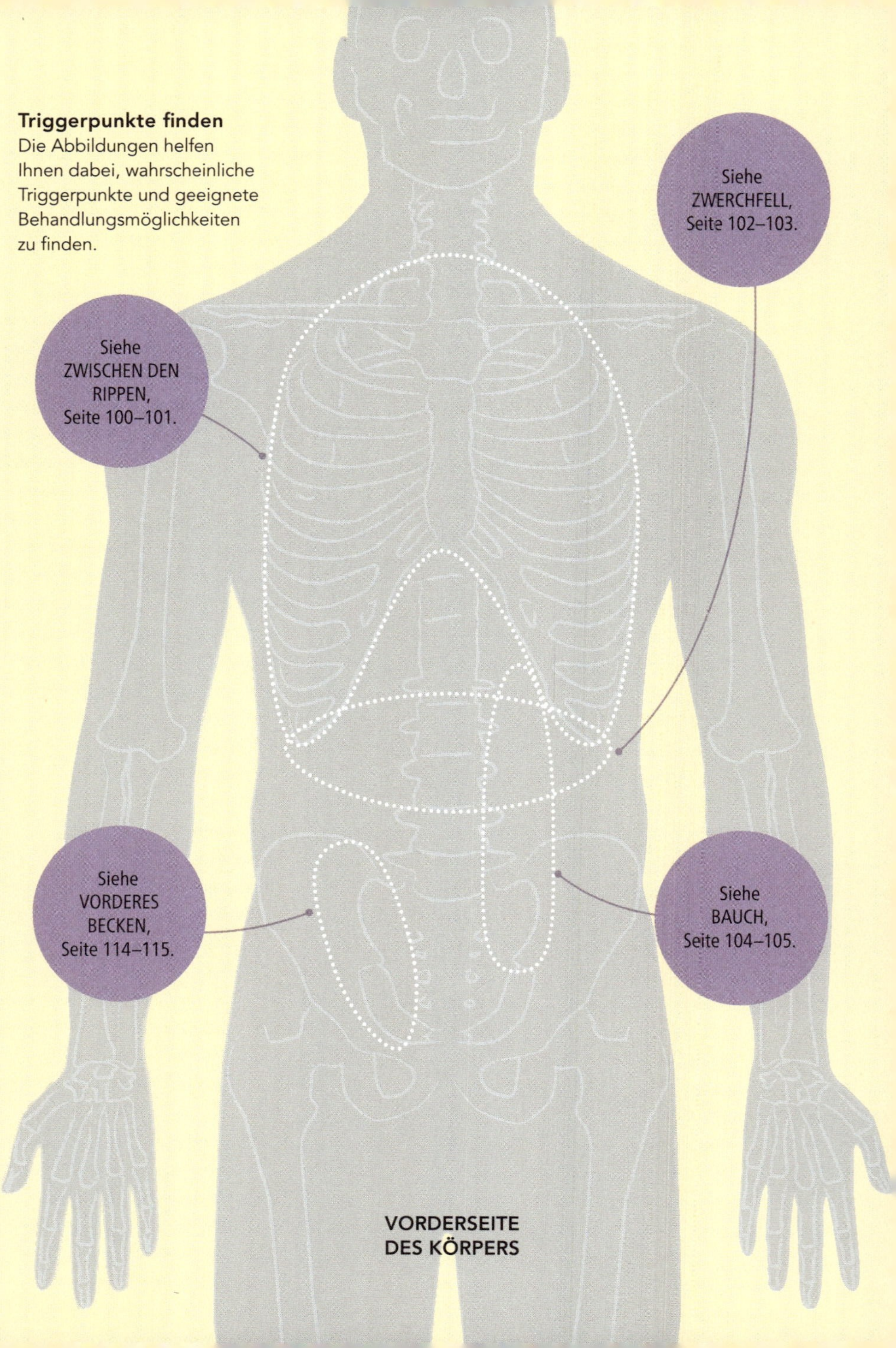

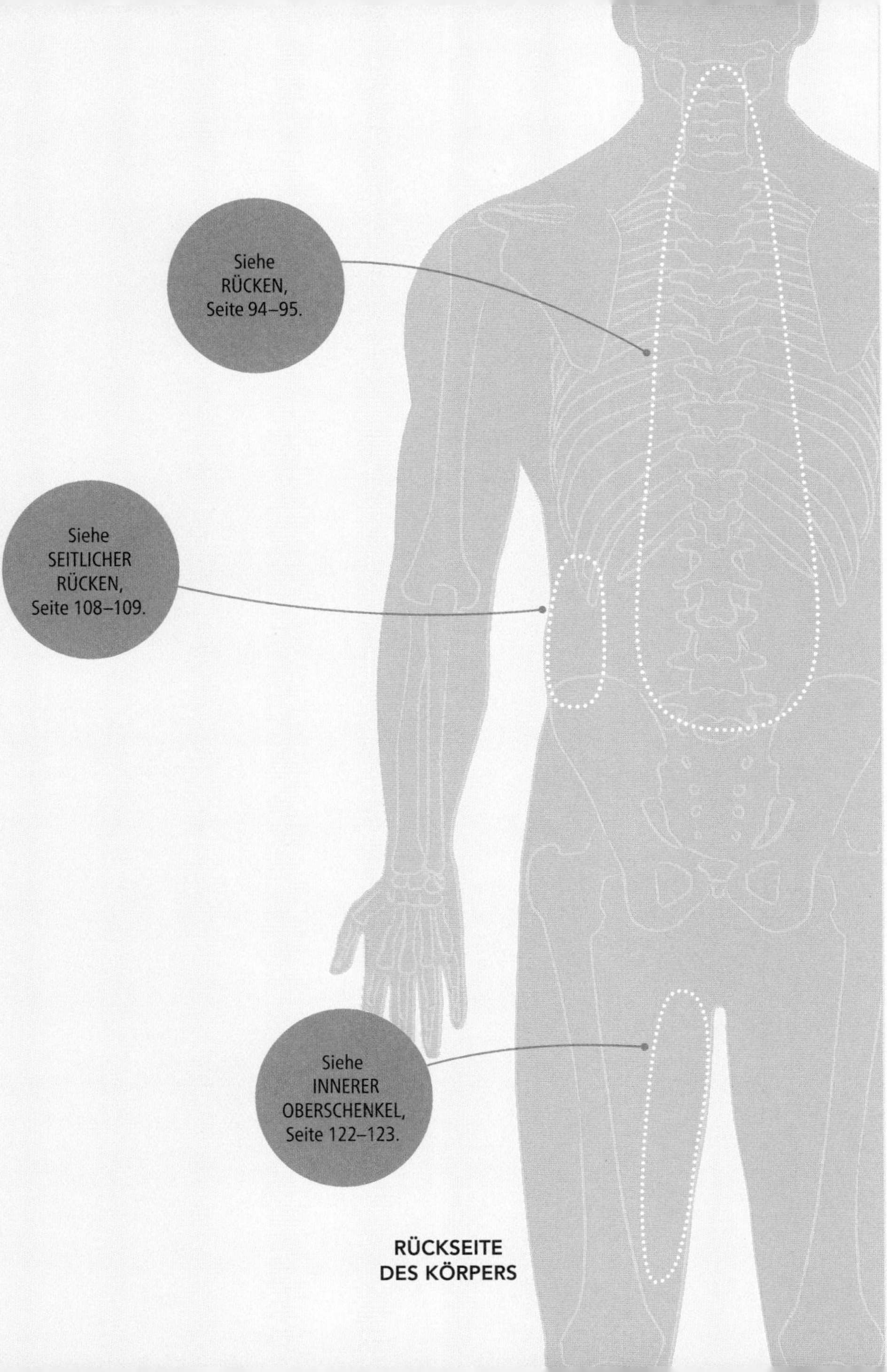
Siehe
RÜCKEN,
Seite 94–95.
Siehe
SEITLICHER
RÜCKEN,
Seite 108–109.
Siehe
INNERER
OBERSCHENKEL,
Seite 122–123.
RÜCKSEITE
DES KÖRPERS

ZWISCHEN DEN RIPPEN

Die kleinen Intercostalmuskeln zwischen den Rippen bewegen den Brustkorb beim Atmen. Bei Erkältung und Husten können sie sich verspannen. Vor allem Menschen mit Asthma und anderen Atemwegserkrankungen entwickeln oft Triggerpunkte in diesem Bereich. Bei Rippenverletzungen und -brüchen darf dieser Bereich erst behandelt werden, wenn die Heilung abgeschlossen ist.

TYPISCHE SCHMERZMUSTER

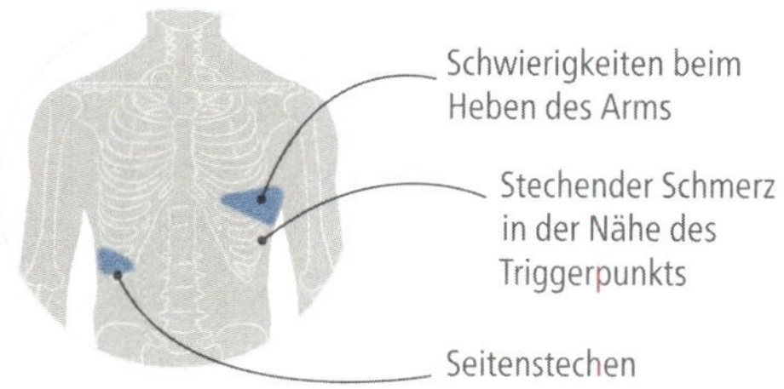

BETEILIGTE MUSKELN

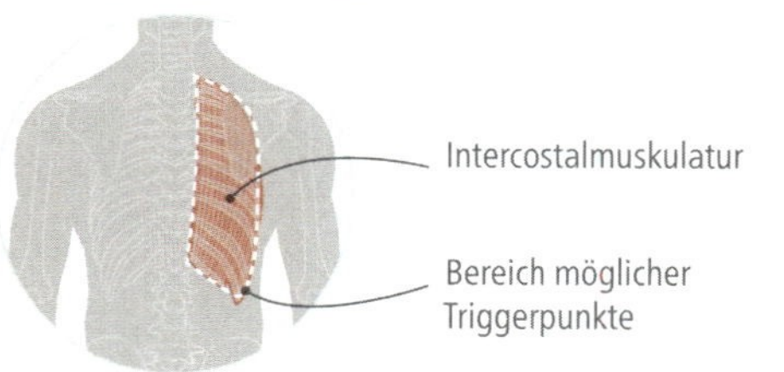

01

Stehen Sie in bequemer Haltung und legen Sie die Hand der schmerzfreien Seite locker auf die betroffene Seite des Brustkorbs.

02

Ertasten Sie mit den Fingern die kleinen Muskeln zwischen den Rippen. Suchen Sie behutsam an Vorder- und Rückseite der Rippen nach berührungsempfindlichen Punkten.

03

Wenn Sie einen solchen Punkt finden, üben Sie sanften, stetigen Druck aus, bis eine Besserung eintritt (maximal 90 Sekunden).

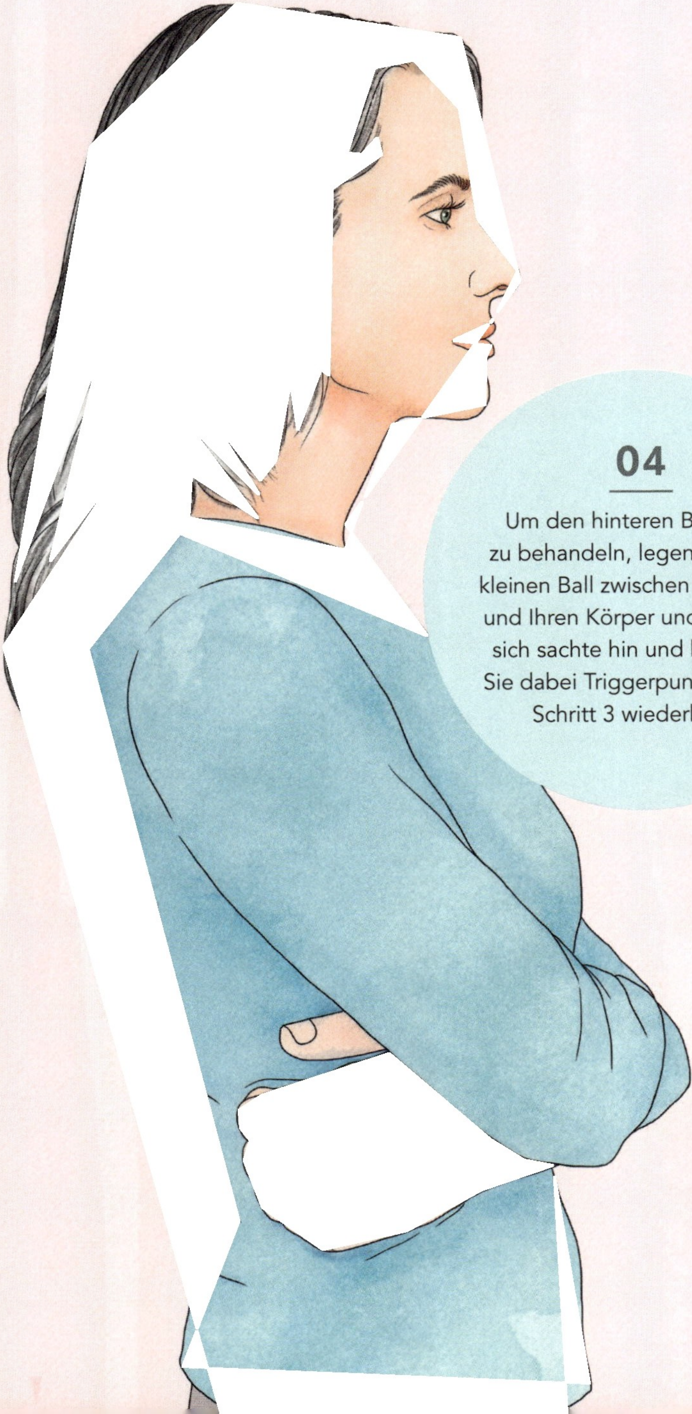

04

Um den hinteren Brustkorb zu behandeln, legen Sie einen kleinen Ball zwischen eine Wand und Ihren Körper und bewegen sich sachte hin und her. Wenn Sie dabei Triggerpunkte finden, Schritt 3 wiederholen.

ZWERCHFELL

Das Zwerchfell ist für die Atmung von großer Bedeutung. Es hat eine Kuppelform und sitzt direkt unter dem Brustkorb. Zusammen mit der Intercostalmuskulatur (siehe Seite 100–101) ist es für die Bewegungen des Brustkorbs beim Atmen zuständig. Triggerpunkte können sich hier nach einer Erkältung oder einem Husten bilden. Besonders gefährdet sind Menschen, die an Asthma oder anderen Atemwegserkrankungen leiden.

TYPISCHE SCHMERZMUSTER

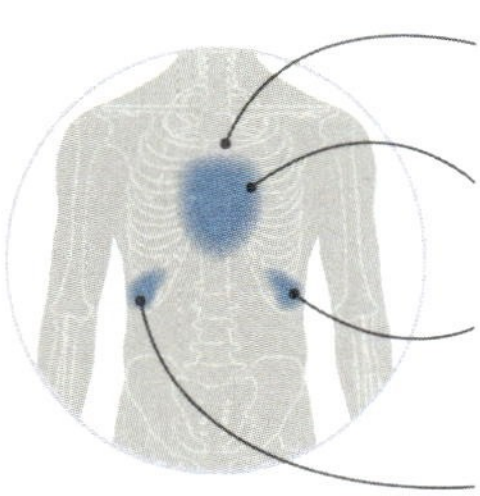

BETEILIGTE MUSKELN

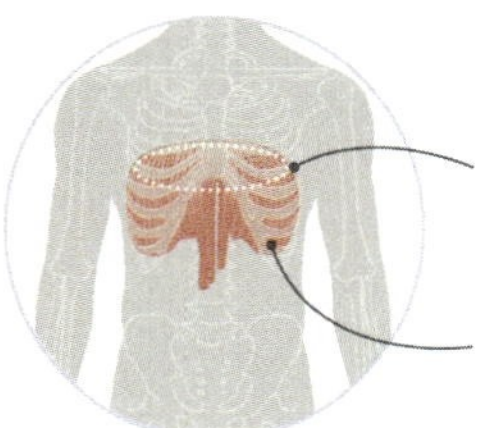

01

Neigen Sie sich im Sitzen leicht nach vorn und ertasten Sie mit den Fingern den unteren Rand des Brustkorbs. Die Finger zur Innenseite der unteren Rippe krümmen.

02

Von der Mitte des Brustkorbs zur Seite vorarbeiten. Wenn Sie einen empfindlichen Punkt finden, üben Sie behutsam Druck aus, bis Besserung eintritt (maximal 90 Sekunden).

03

Mit der anderen Hand tasten Sie die zweite Seite des Brustkorbs ab. Triggerpunkte, wie bei Schritt 2 beschrieben, behandeln.

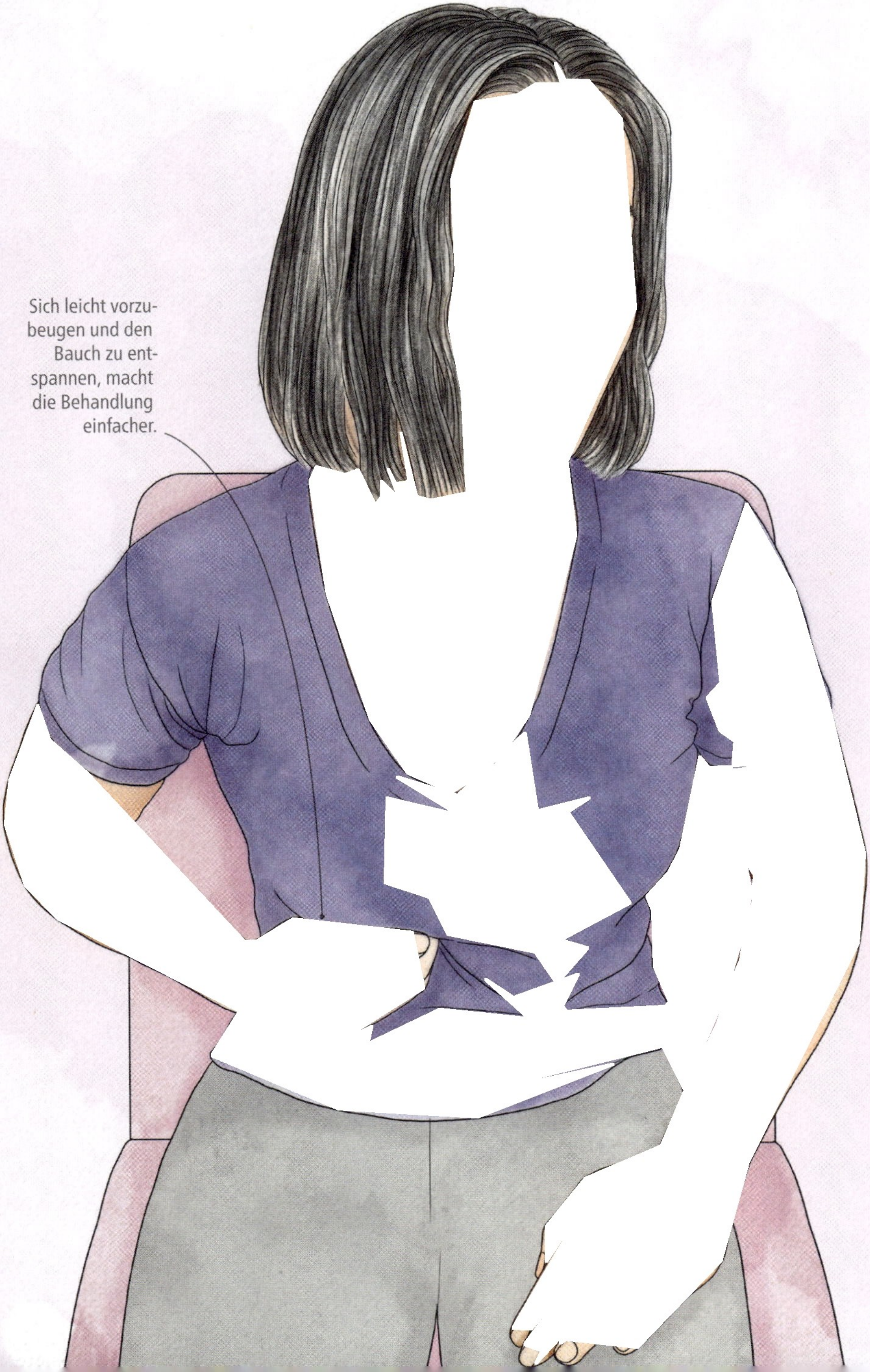
Sich leicht vorzubeugen und den Bauch zu entspannen, macht die Behandlung einfacher.

BAUCH

Der *Rectus abdominis* bildet das »Sixpack«, die tiefer liegenden Muskeln darunter erstrecken sich über die Seiten bis zum unteren Rücken. Die Bauchmuskeln stabilisieren den Rumpf, etwa beim Atmen oder beim Sport, und sind bei der Geburt wichtig. Triggerpunkte können Übelkeit und Rückenschmerzen auslösen, die beim tiefen Atmen sowie bei Dreh- und Beugebewegungen stärker werden.

TYPISCHE SCHMERZMUSTER

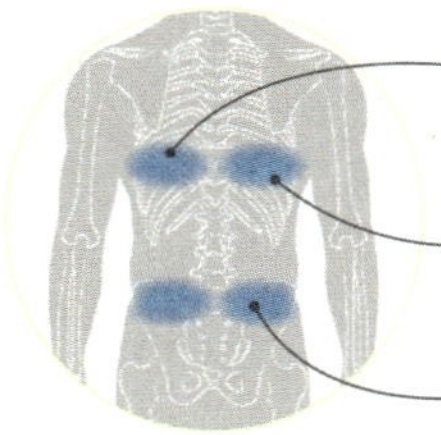

BETEILIGTE MUSKELN

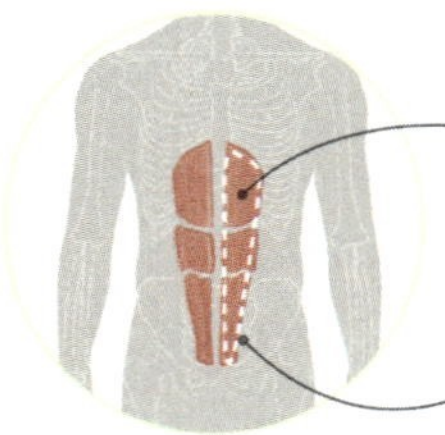

01

Setzen Sie sich auf ein Bett und stützen Sie den Oberkörper gut mit Kissen ab, damit Sie den Bauch nicht anspannen.

02

Nun legen Sie die Finger der einen Hand auf die andere, um diese abzustützen. Behutsam über den gesamten Bauch streichen.

03

Wenn Sie einen empfindlichen Punkt finden, üben Sie mit den Fingerkuppen vorsichtig festen Druck aus.

04

Den Druck beibehalten, bis der Schmerz nachlässt, jedoch höchstens 90 Sekunden, falls das nicht geschieht. Streichen Sie erneut über den Bereich. Finden Sie weitere Triggerpunkte, wiederholen Sie Schritt 3.

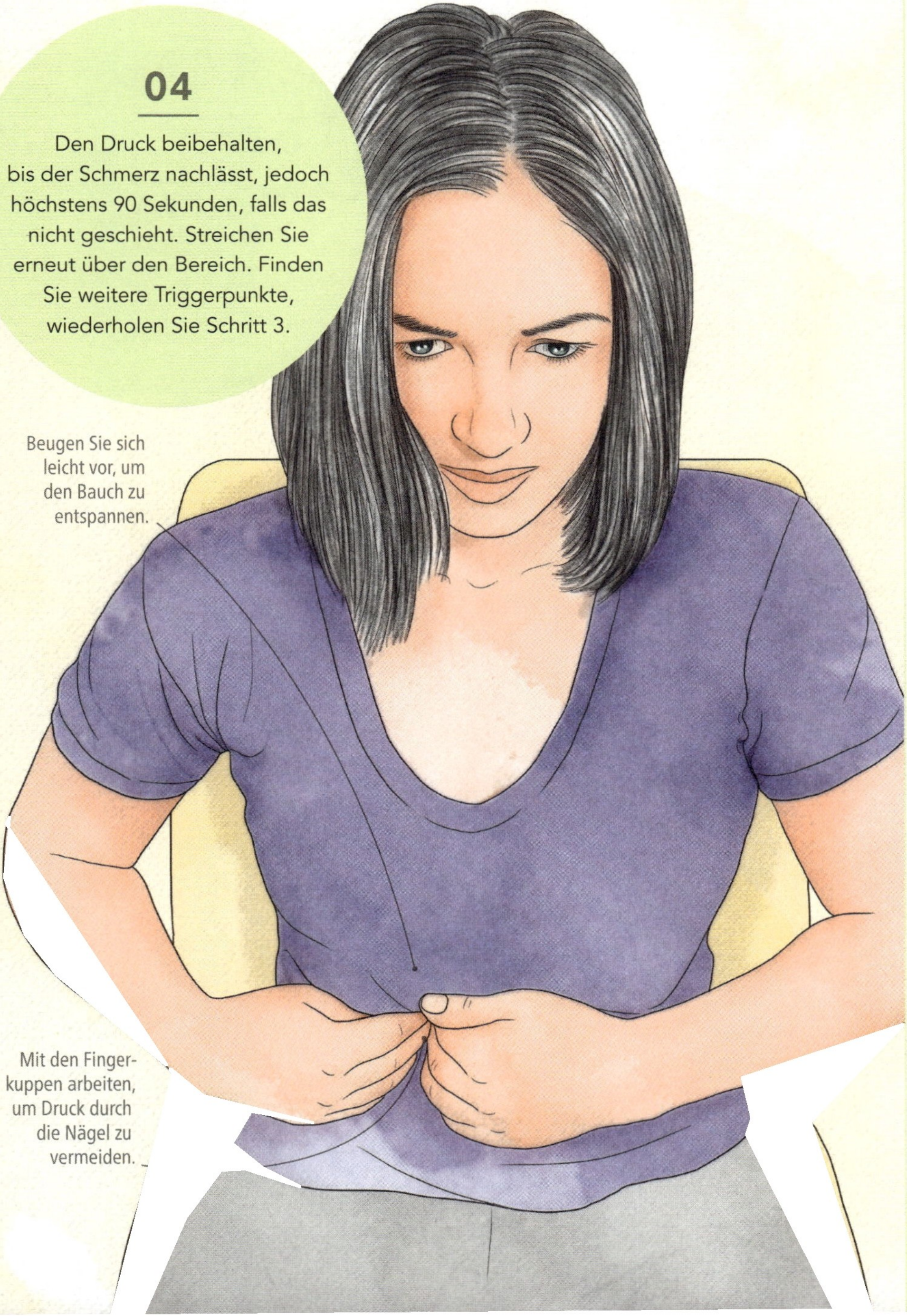

UNTERER RÜCKEN UND HÜFTEN

Anhaltende Schmerzen im unteren Rücken sind sehr belastend und wirken sich unter Umständen auch auf die Psyche aus. Triggerpunkte in der Muskulatur von Rücken, Gesäß, seitlichen Hüften und Leiste können zu chronischen Schmerzen in diesem Bereich beitragen.

URSACHEN DER TRIGGERPUNKTE

- Überlastung durch das Heben schwerer Gegenstände kann dazu führen, dass sich Triggerpunkte bilden.
- Ein Wechsel von sitzender Tätigkeit zu anstrengendem Training kann die Entstehung von Triggerpunkten begünstigen, vor allem wenn die stützende Rumpfmuskulatur nicht gut ausgebildet ist.

TYPISCHE BESCHWERDEN

- Ischias – Schmerzen und Taubheit, die vom Gesäß bis in den Fuß ausstrahlen.
- Schmerzen und Steifheit im unteren Rücken, die sich beim Heben und Drehen verstärken.
- Piriformis-Syndrom – Schmerzen in der Tiefenmuskulatur des Gesäßes.
- Anhaltender Schmerz in Hüften und Becken (Chronic Pelvic Pain Syndrome).

Schmerzmuster
Position und Art der Schmerzen im unteren Rücken und Hüftbereich können Hinweise darauf geben, wo sich die auslösenden Triggerpunkte befinden.

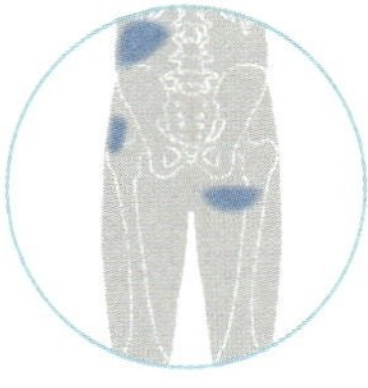

Häufige Triggerpunkte: SEITLICHER RÜCKEN, Seite 108–109

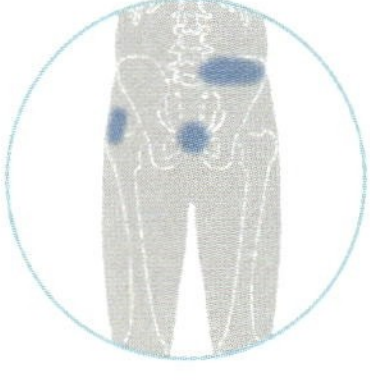

Häufige Triggerpunkte: GESÄSS, Seite 110–111

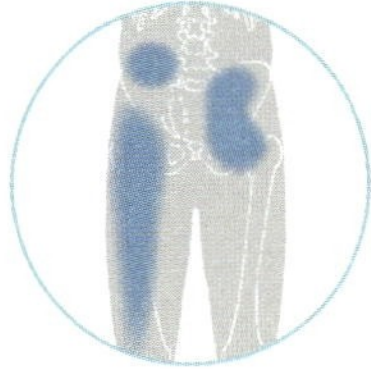

Häufige Triggerpunkte: SEITLICHE HÜFTE 1, Seite 112–113

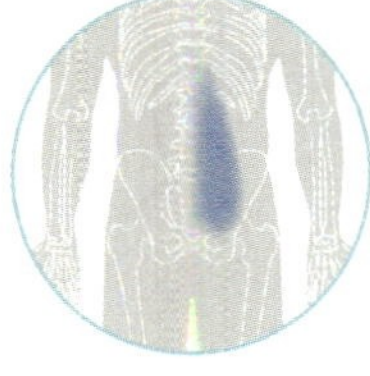

Häufige Triggerpunkte: VORDERES BECKEN, Seite 114–115

Triggerpunkte finden
Die Abbildung hilft Ihnen dabei, wahrscheinliche Triggerpunkte und geeignete Behandlungsmöglichkeiten zu finden.

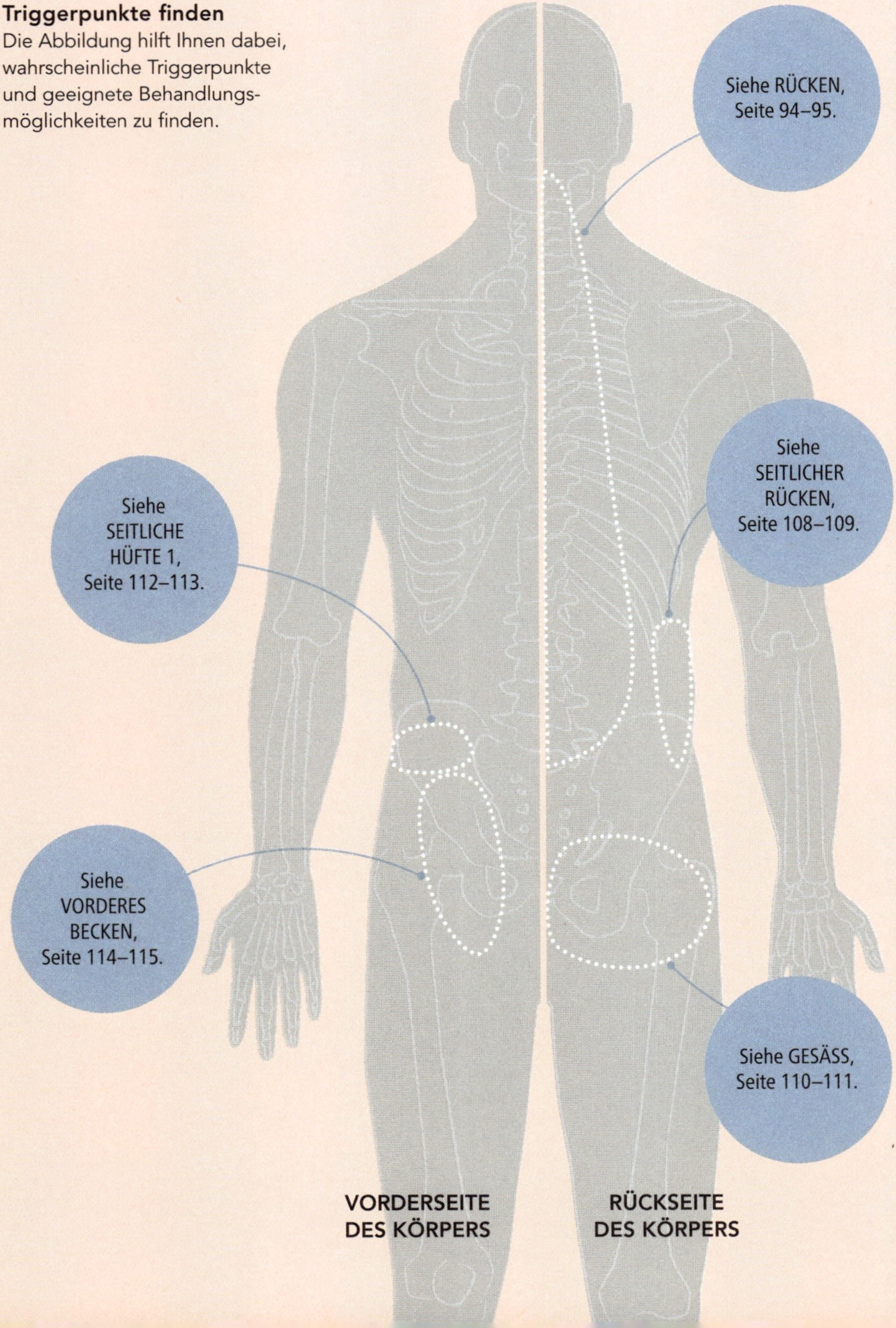

SEITLICHER RÜCKEN

Der *Quadratus lumborum* ist ein tief liegender Muskel, der den unteren Brustkorb mit dem oberen Becken und den Seiten der Wirbelsäule im unteren Rücken verbindet. Er stabilisiert den Rumpf und ermöglicht die seitliche Beugung. Triggerpunkte können Schmerzen im Unterbauch, im Iliosakralgelenk und in der Lendenregion verursachen.

TYPISCHE SCHMERZMUSTER

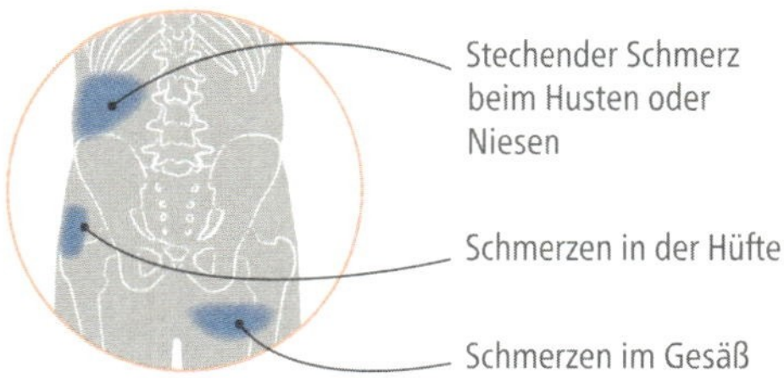

BETEILIGTE MUSKELN

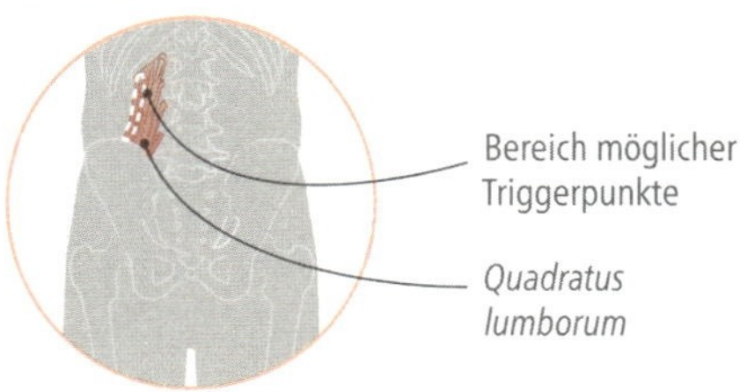

01

Tasten Sie die schmerzende Seite mit der gegenüberliegenden Hand ab, um das weiche Gewebe zwischen den Knochen von Brustkorb und Becken zu finden.

02

Halten Sie einen aufblasbaren Ball an diesen Bereich und lehnen Sie sich mit ihm an eine Wand. Alternativ können Sie die Behandlung auch im Liegen auf einem Bett durchführen.

03

Bewegen Sie den Körper langsam über den Ball. Wenn Sie eine empfindliche Stelle spüren, mit dem Körper punktuell Druck ausüben.

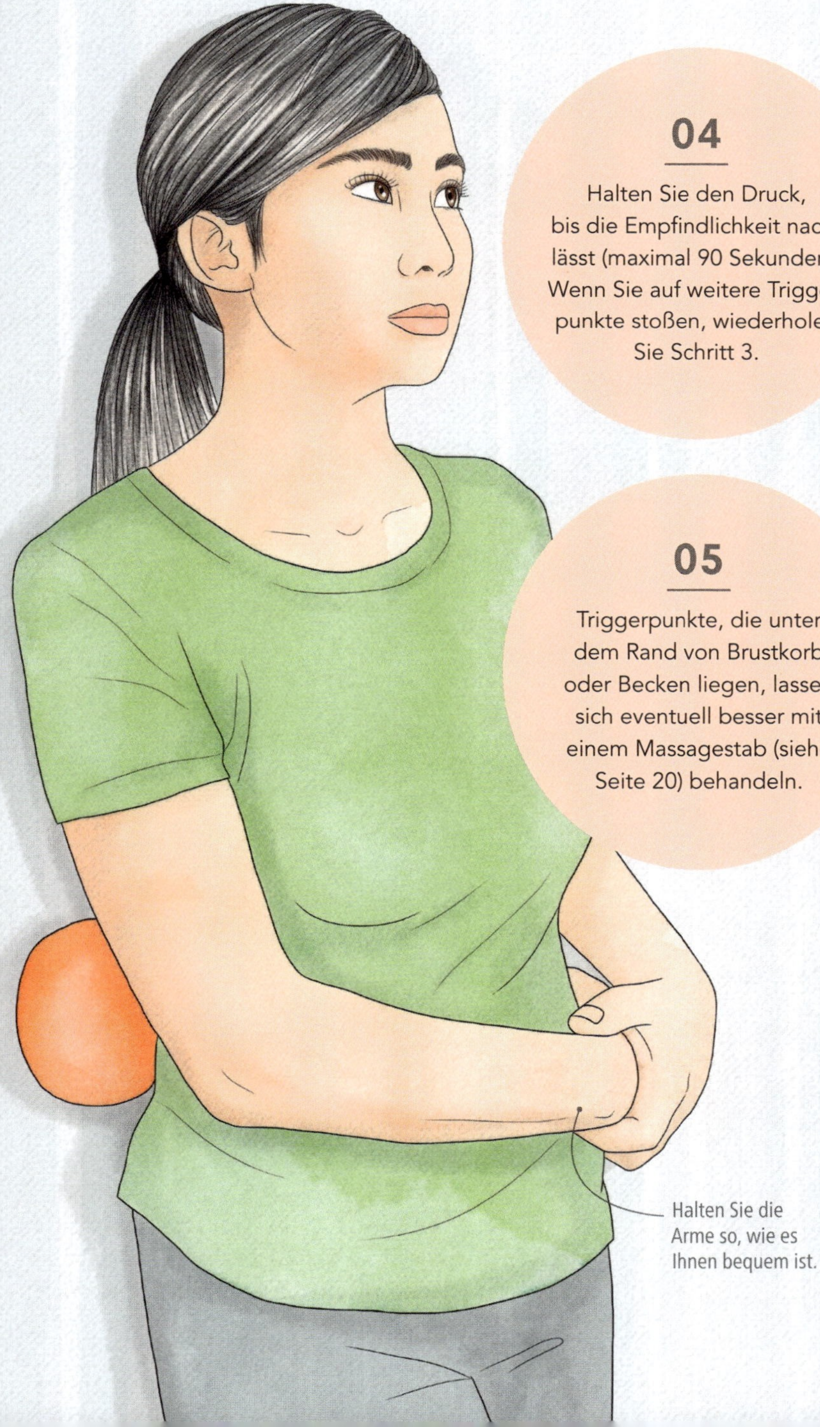

04

Halten Sie den Druck, bis die Empfindlichkeit nachlässt (maximal 90 Sekunden). Wenn Sie auf weitere Triggerpunkte stoßen, wiederholen Sie Schritt 3.

05

Triggerpunkte, die unter dem Rand von Brustkorb oder Becken liegen, lassen sich eventuell besser mit einem Massagestab (siehe Seite 20) behandeln.

GESÄSS

Im Gesäß befinden sich sehr starke Muskeln, die gebraucht werden, um gehen, laufen, Treppen steigen oder aus sitzender Position aufstehen zu können. Triggerpunkte können bei all diesen Tätigkeiten Schmerzen im Gesäß verursachen, aber auch bei längerem Sitzen, wenn die Position nicht verändert wird. Triggerpunkte im *Piriformis*-Muskel können Ischiasbeschwerden auslösen.

TYPISCHE SCHMERZMUSTER

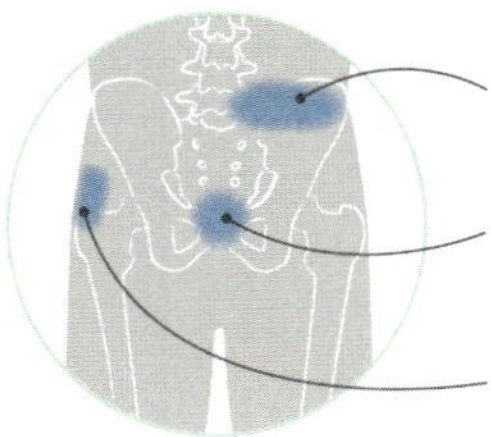

BETEILIGTE MUSKELN

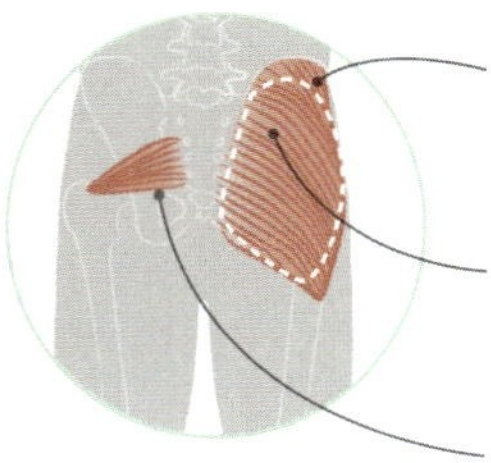

01

Verwenden Sie einen weichen, aufblasbaren Ball, denn er bietet eine größere Druckfläche.

02

Setzen Sie sich auf den Ball – auf dem Boden, mit dem Rücken an einer Wand, oder auf einem Stuhl.

03

Wenn Sie einen empfindlichen Punkt finden, lassen Sie das Körpergewicht auf den Ball sinken, bis das Gefühl nachlässt (höchstens 90 Sekunden).

04

Wenn Sie weitere Triggerpunkte im Gesäß finden, behandeln Sie diese auf gleiche Weise.

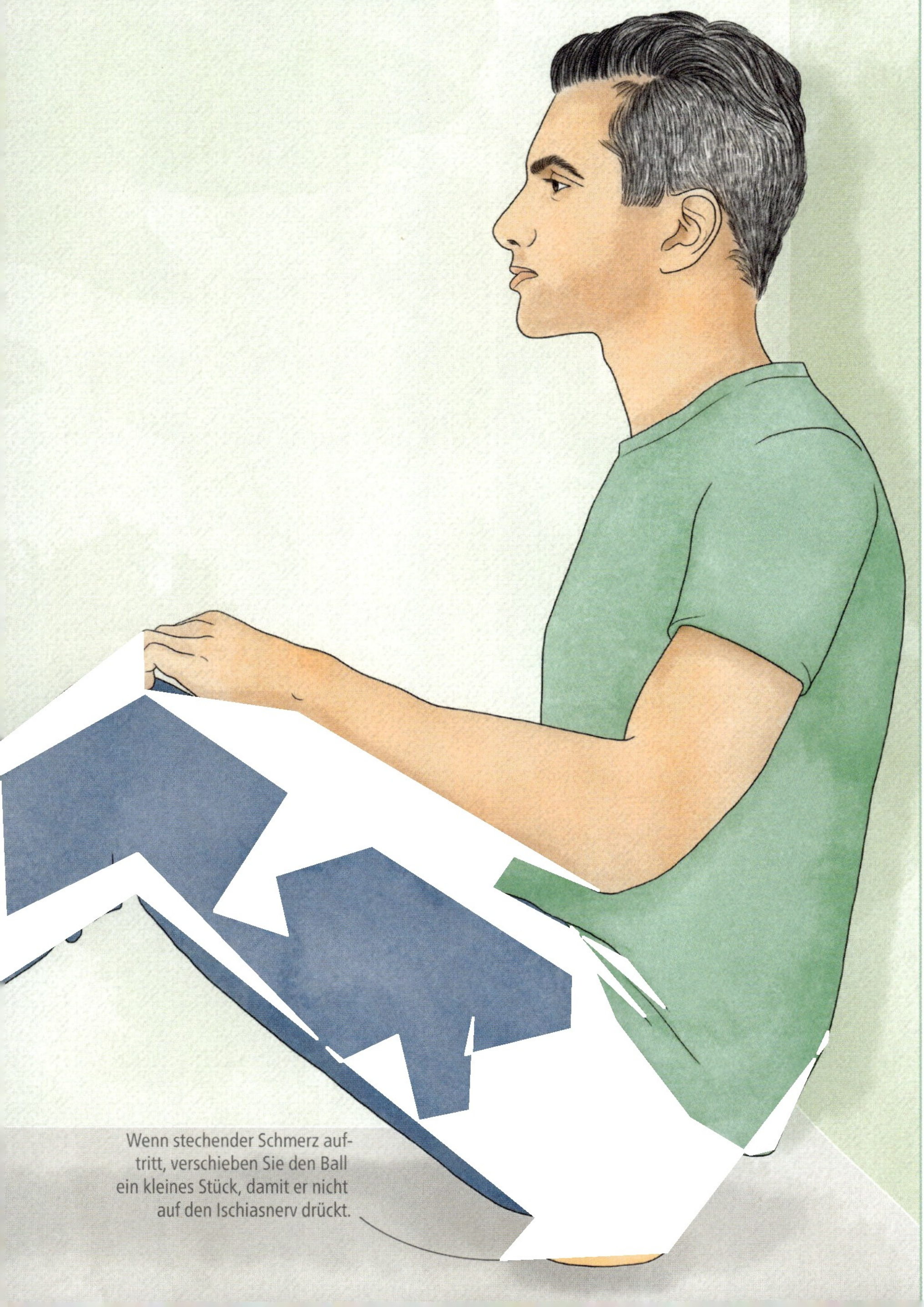

Wenn stechender Schmerz auftritt, verschieben Sie den Ball ein kleines Stück, damit er nicht auf den Ischiasnerv drückt.

SEITLICHE HÜFTE 1

Die Muskeln in der seitlichen Hüfte sorgen für Drehbewegungen des Beins, die beim Gehen und Laufen notwendig sind. Triggerpunkte in diesem Bereich können die Bewegung erschweren oder Schmerzen verursachen. Das kann gravierende Mobilitätseinschränkungen zur Folge haben oder es unangenehm machen, auf der betroffenen Seite zu schlafen.

TYPISCHE SCHMERZMUSTER

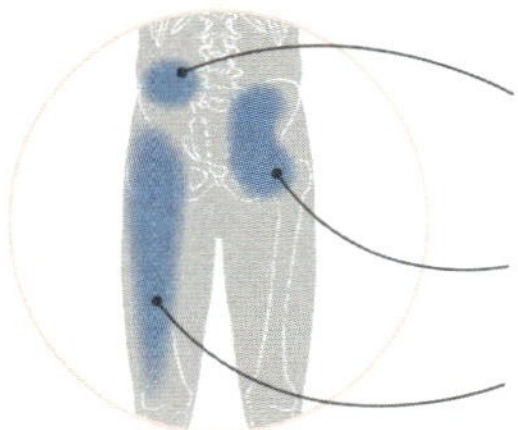

BETEILIGTE MUSKELN

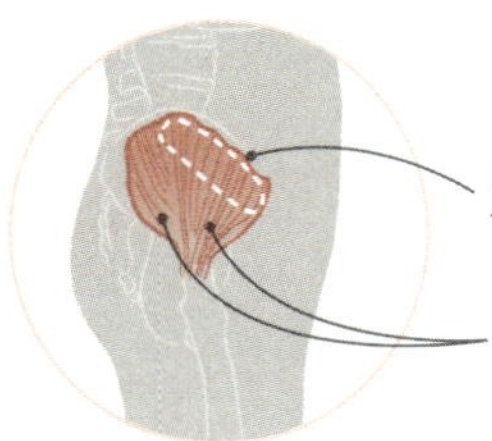

01

Um den Muskel zu finden, ertasten Sie den oberen Rand des Hüftknochens und folgen ihm mit den Fingern zur Seite ans Hüftgelenk.

02

Etwa fünf Zentimeter unter diesem Punkt können Sie den Muskel *Gluteus medius* ertasten, der von hier in gerader Linie bis zum oberen Gesäß verläuft.

03

Halten Sie einen aufblasbaren Ball an den Muskel und lehnen Sie sich mit ihm an eine Wand. Sie können sich auch auf den Boden oder auf ein Bett legen. Den Körper langsam auf dem Ball bewegen.

04

Wenn Sie einen empfindlichen Punkt finden, üben Sie Druck aus, bis der Schmerz nachlässt (maximal 90 Sekunden). Um weitere Triggerpunkte zu behandeln, Schritt 3 und 4 wiederholen.

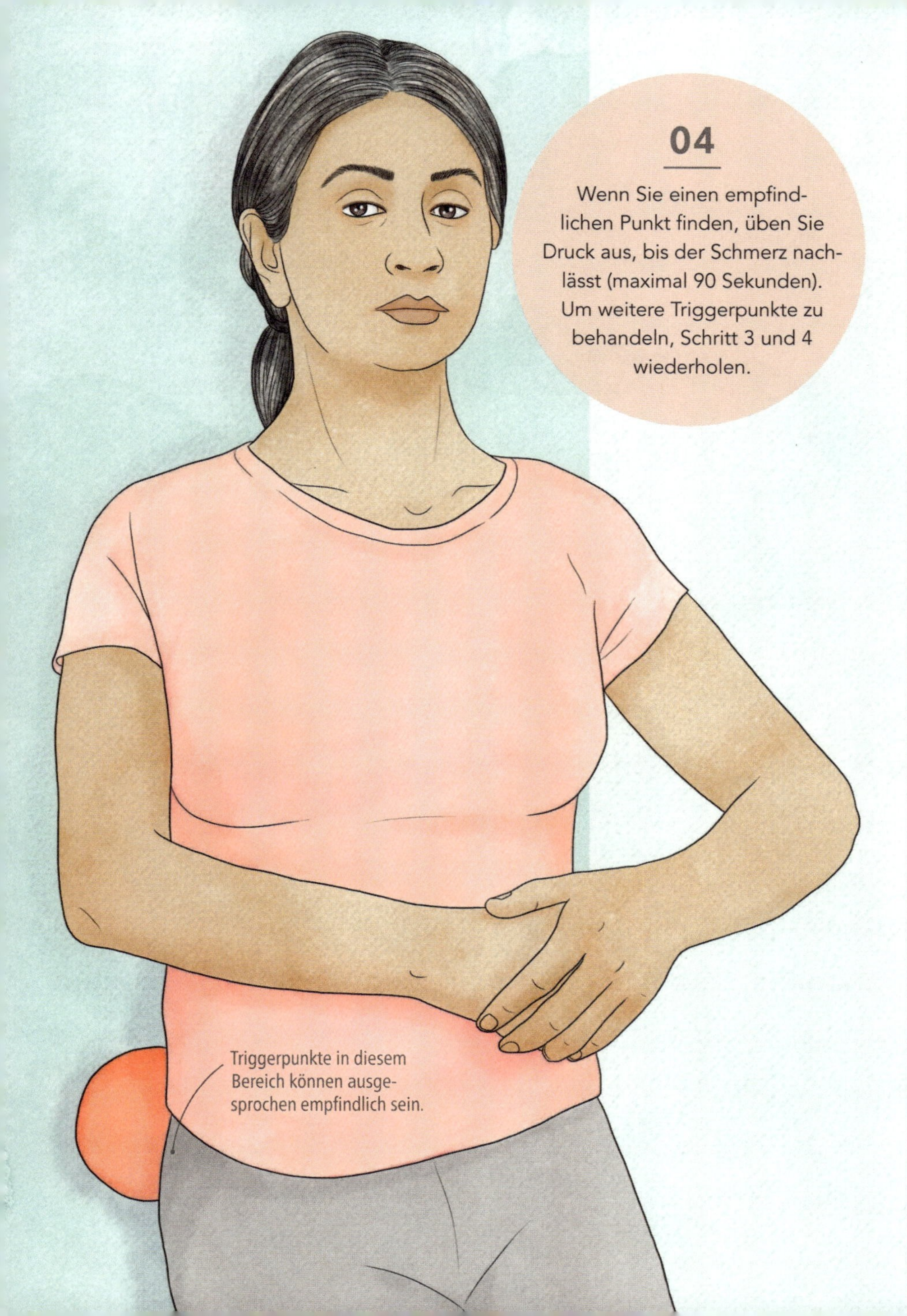

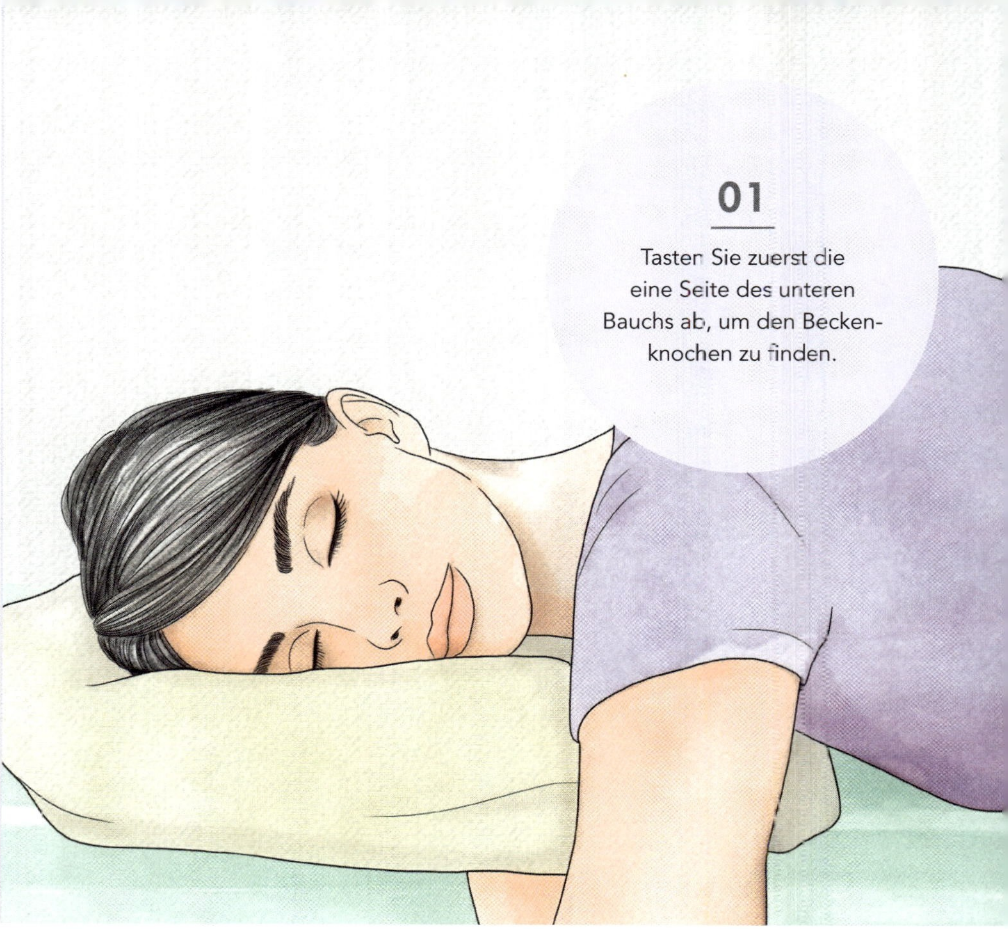
01
Tasten Sie zuerst die eine Seite des unteren Bauchs ab, um den Beckenknochen zu finden.

VORDERES BECKEN

Der *Iliopsoas* ist ein tiefliegender Muskel, der die Hüfte beim Gehen, Laufen und Treppensteigen bewegt. Triggerpunkte können sich hier durch Über- oder Unterbelastung bilden. Sie verursachen Rückenschmerzen, und es fällt schwer, lange zu stehen oder zu sitzen. Einschränkungen bei Bewegungen des Zwerchfells können zudem die Atmung behindern.

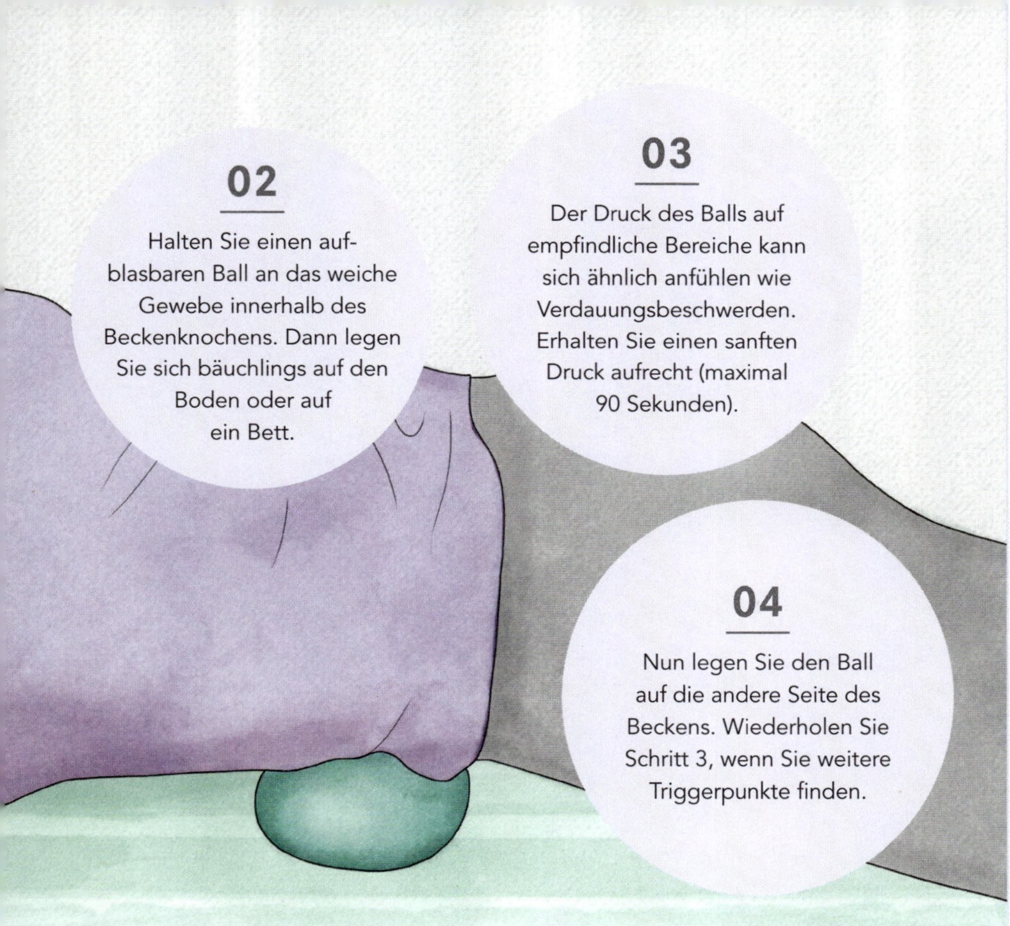

02

Halten Sie einen aufblasbaren Ball an das weiche Gewebe innerhalb des Beckenknochens. Dann legen Sie sich bäuchlings auf den Boden oder auf ein Bett.

03

Der Druck des Balls auf empfindliche Bereiche kann sich ähnlich anfühlen wie Verdauungsbeschwerden. Erhalten Sie einen sanften Druck aufrecht (maximal 90 Sekunden).

04

Nun legen Sie den Ball auf die andere Seite des Beckens. Wiederholen Sie Schritt 3, wenn Sie weitere Triggerpunkte finden.

TYPISCHE SCHMERZMUSTER

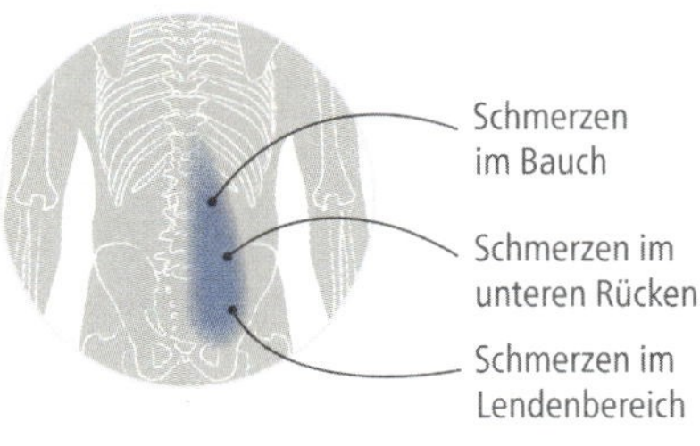

BETEILIGTE MUSKELN

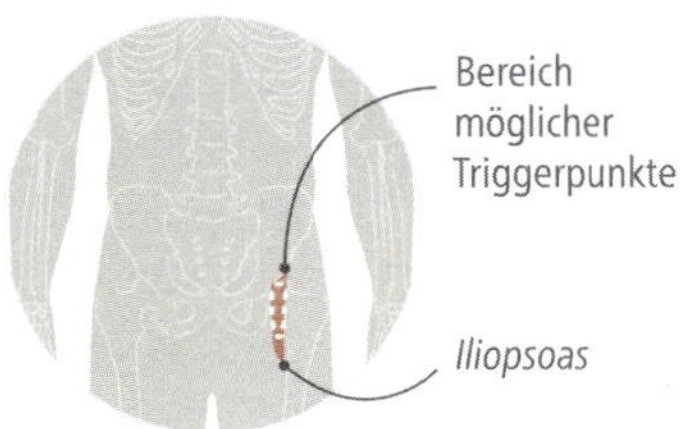

BEINE UND KNIE

Die Beine tragen unser Körpergewicht, beim Gehen und Laufen müssen sie erhebliche Belastungen aushalten. Vor allem die Knie werden sehr stark beansprucht. Da ist es kein Wunder, dass etwa ein Fünftel aller Erwachsenen gelegentlich an Knieschmerzen leidet. Beschwerden dieser Art treten mit zunehmendem Alter öfter auf.

URSACHEN DER TRIGGERPUNKTE

- Drehbewegungen im Knie können Bänder und Muskeln schädigen und die Entstehung von Triggerpunkten begünstigen.
- Triggerpunkte können auch durch Muskelzerrungen oder -prellungen verursacht werden, etwa nach einem Sturz.
- Triggerpunkte an Hüften und Beinen entstehen oft bei Sportarten, bei denen sich bestimmte Bewegungen der Beine und Hüften ständig wiederholen, etwa beim Radfahren, Laufen oder Fußball.
- Triggerpunkte in den Muskeln von Hüften, Gesäß, Leisten und Oberschenkeln können übertragene Schmerzen und andere Beschwerden in Beinen und Knien auslösen.
- Zerrungen in den Hüftgelenksstreckern und Oberschenkelmuskeln können dazu führen, dass sich Triggerpunkte bilden. Zudem werden die Muskeln anfälliger für weitere schmerzhafte Zerrungen.

TYPISCHE BESCHWERDEN

- Knieschmerzen und Steifheit, oft durch Verhärtung des stützenden Gewebes. In der Folge können Schäden an Bändern auftreten, die eine kurzzeitige Instabilität bewirken.
- Patellofemorales Syndrom Schmerzen unter der Kniescheibe, vor allem beim Treppensteigen und Gehen auf Gefälle. Kann durch Verschleiß verursacht werden, aber auch durch Triggerpunkte in den Oberschenkelmuskeln.
- Schienbeinkantensyndrom stechende Schmerzen in den Schienbeinen beim Laufen, meist durch Triggerpunkte ausgelöst.
- Wadenbeschwerden wie Schmerzen, Brennen, Krämpfe, Taubheit und Schwächegefühl sowie nächtliche Wadenkrämpfe und Restless-Legs-Syndrom.

Schmerzmuster

Position und Art der Schmerzen in Beinen oder Knien können Hinweise darauf geben, wo sich die auslösenden Triggerpunkte befinden.

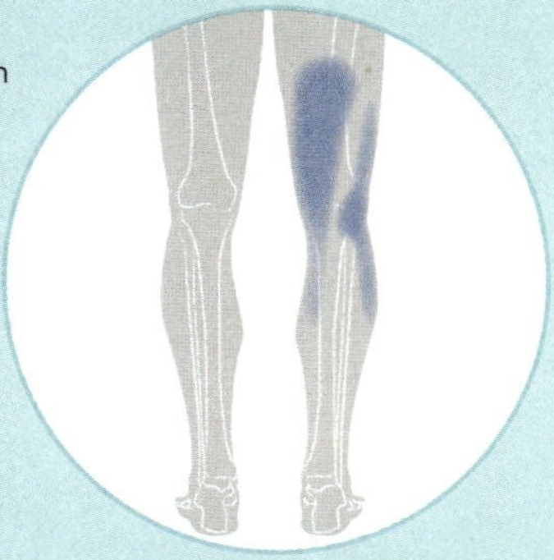

Häufige Triggerpunkte:
HINTERER OBERSCHENKEL, Seite 120–121

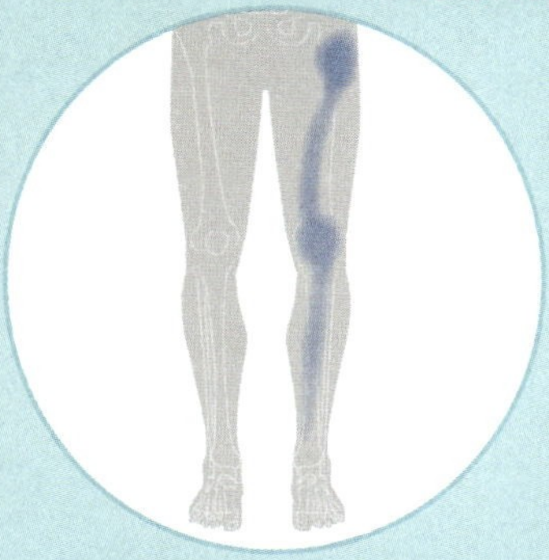

Häufige Triggerpunkte:
INNERER OBERSCHENKEL, Seite 122–123

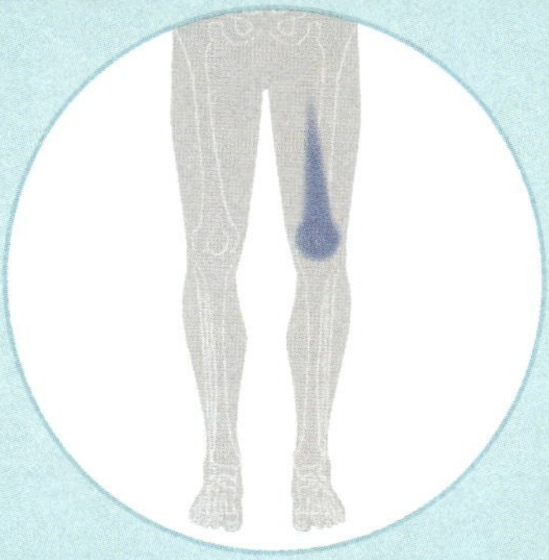

Häufige Triggerpunkte:
VORDERER OBERSCHENKEL, Seite 124–125

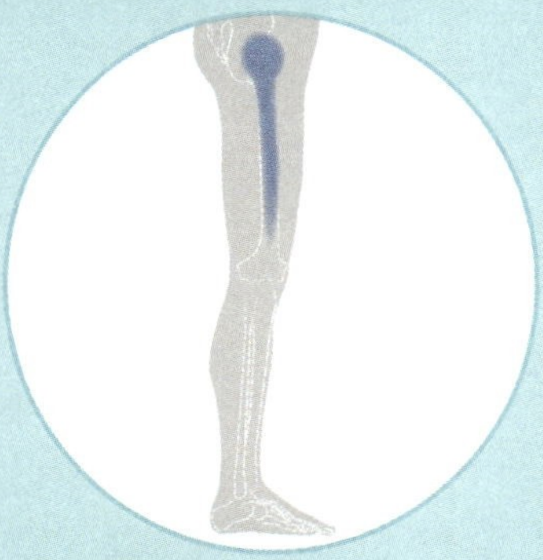

Häufige Triggerpunkte:
SEITLICHE HÜFTE 2, Seite 126–127

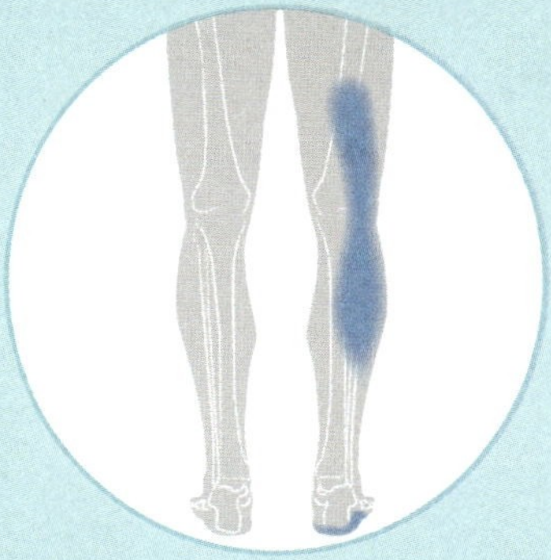

Häufige Triggerpunkte:
WADE, Seite 128–129

Bitte umblättern ▶▶

Triggerpunkte finden

Die Abbildungen helfen Ihnen dabei, wahrscheinliche Triggerpunkte und geeignete Behandlungsmöglichkeiten zu finden.

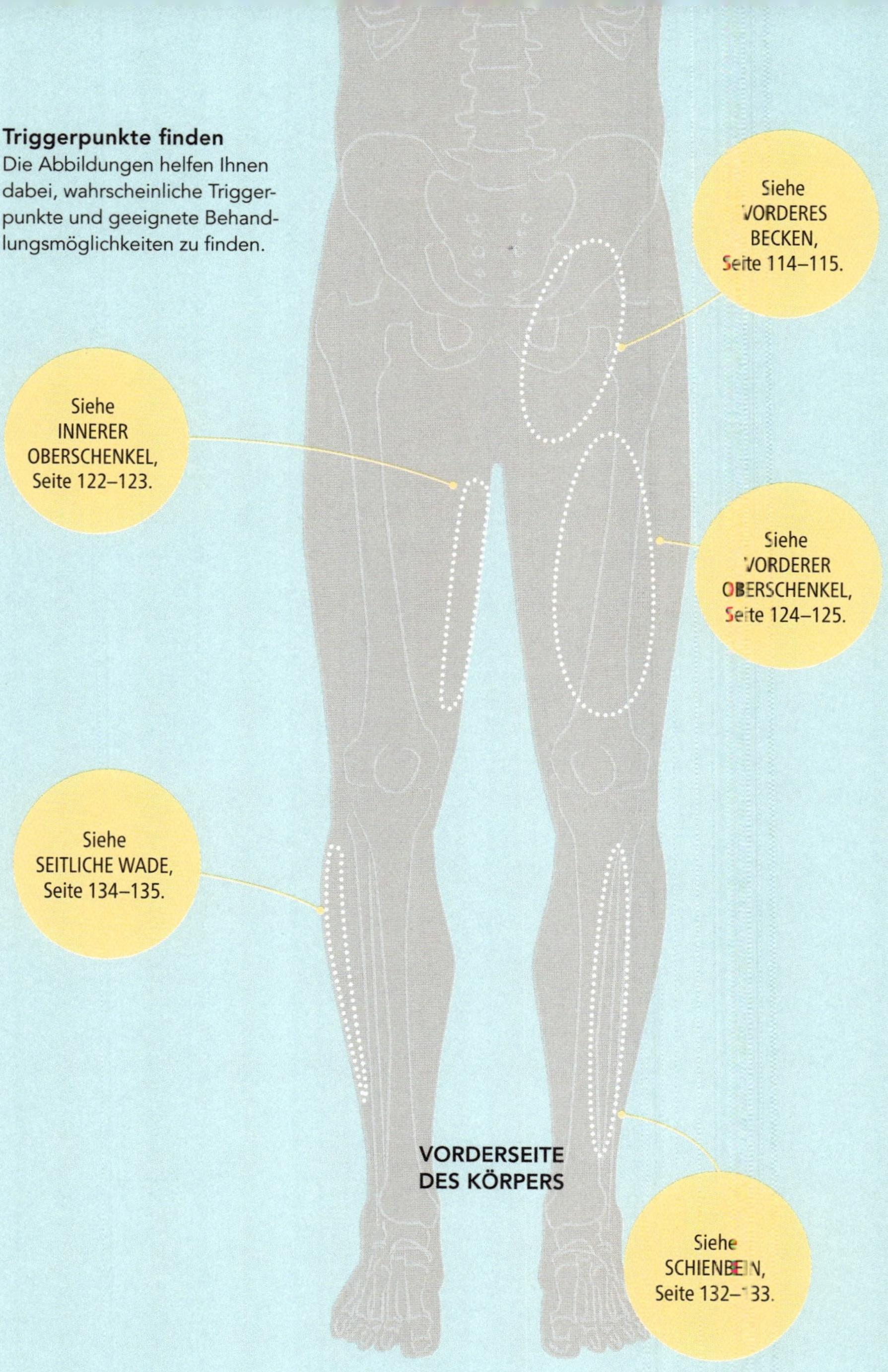

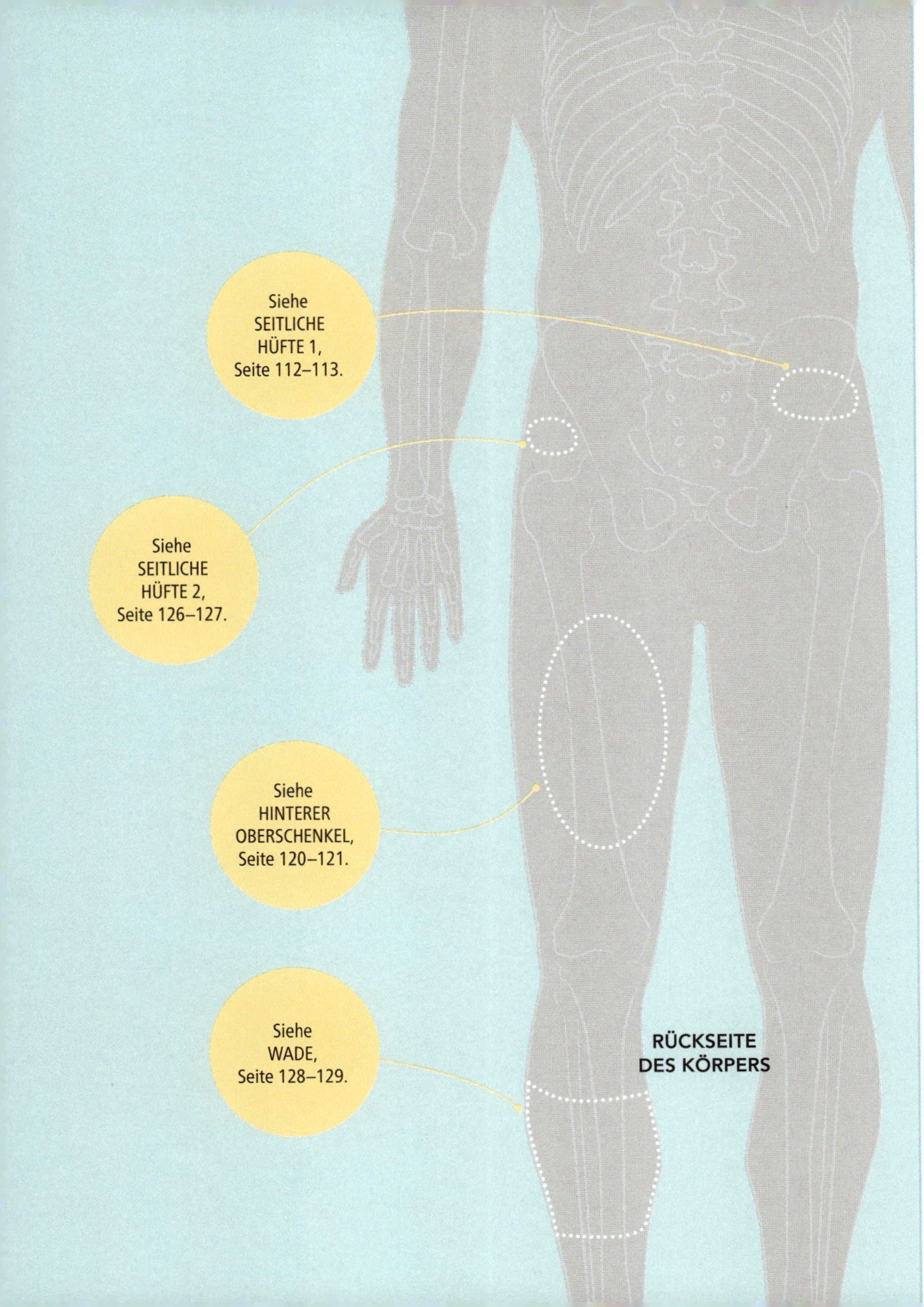
Siehe SEITLICHE HÜFTE 1, Seite 112–113.
Siehe SEITLICHE HÜFTE 2, Seite 126–127.
Siehe HINTERER OBERSCHENKEL, Seite 120–121.
Siehe WADE, Seite 128–129.
RÜCKSEITE DES KÖRPERS

HINTERER OBERSCHENKEL

Die rückwärtige Muskulatur der Oberschenkel setzt sich aus drei Muskeln zusammen. Sind diese verspannt, entstehen Schmerzen. Da sie am Becken ansetzen, wirkt sich das auch auf die Knochen aus: Das Becken wird nach hinten gekippt, wodurch der untere Rücken schmerzt. Zudem treten Schmerzen in den hinteren Oberschenkeln beim Sitzen oder Gehen auf.

TYPISCHE SCHMERZMUSTER

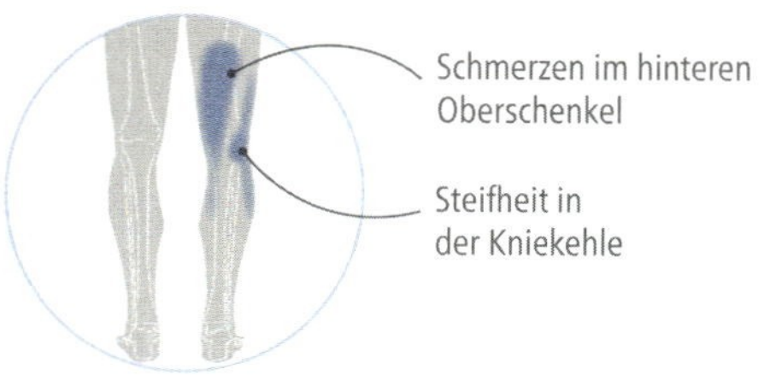

BETEILIGTE MUSKELN

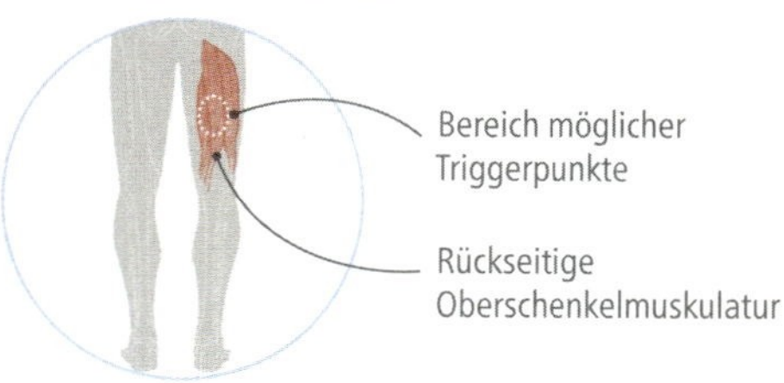

01

Zur Behandlung der hinteren Oberschenkelmuskulatur empfiehlt sich ein aufblasbarer Ball. Setzen Sie sich auf den Boden, angelehnt an eine Wand, oder auf einen Stuhl.

02

Den Ball knapp unterhalb des Gesäßes unter den Oberschenkel schieben und das Gewicht des Beins auf ihm lasten lassen.

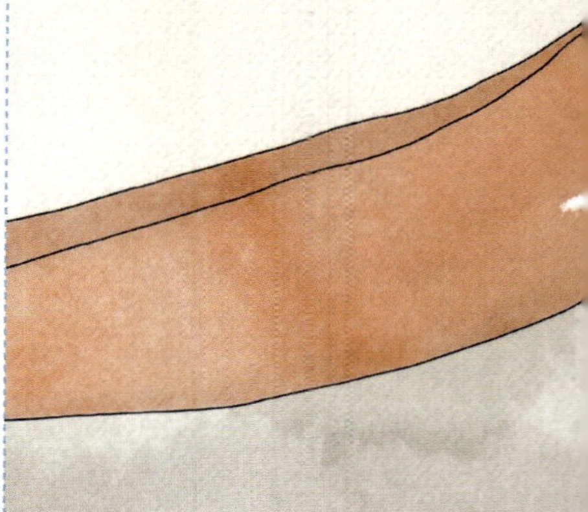

03

Üben Sie nur mit dem Körpergewicht Druck aus, bis sich das Gewebe weicher anfühlt (maximal 90 Sekunden).

04

Den Ball langsam über den gesamten hinteren Oberschenkel bewegen, vom Gesäß bis zum Knie. An jedem empfindlichen Punkt halten Sie inne und wiederholen Schritt 3.

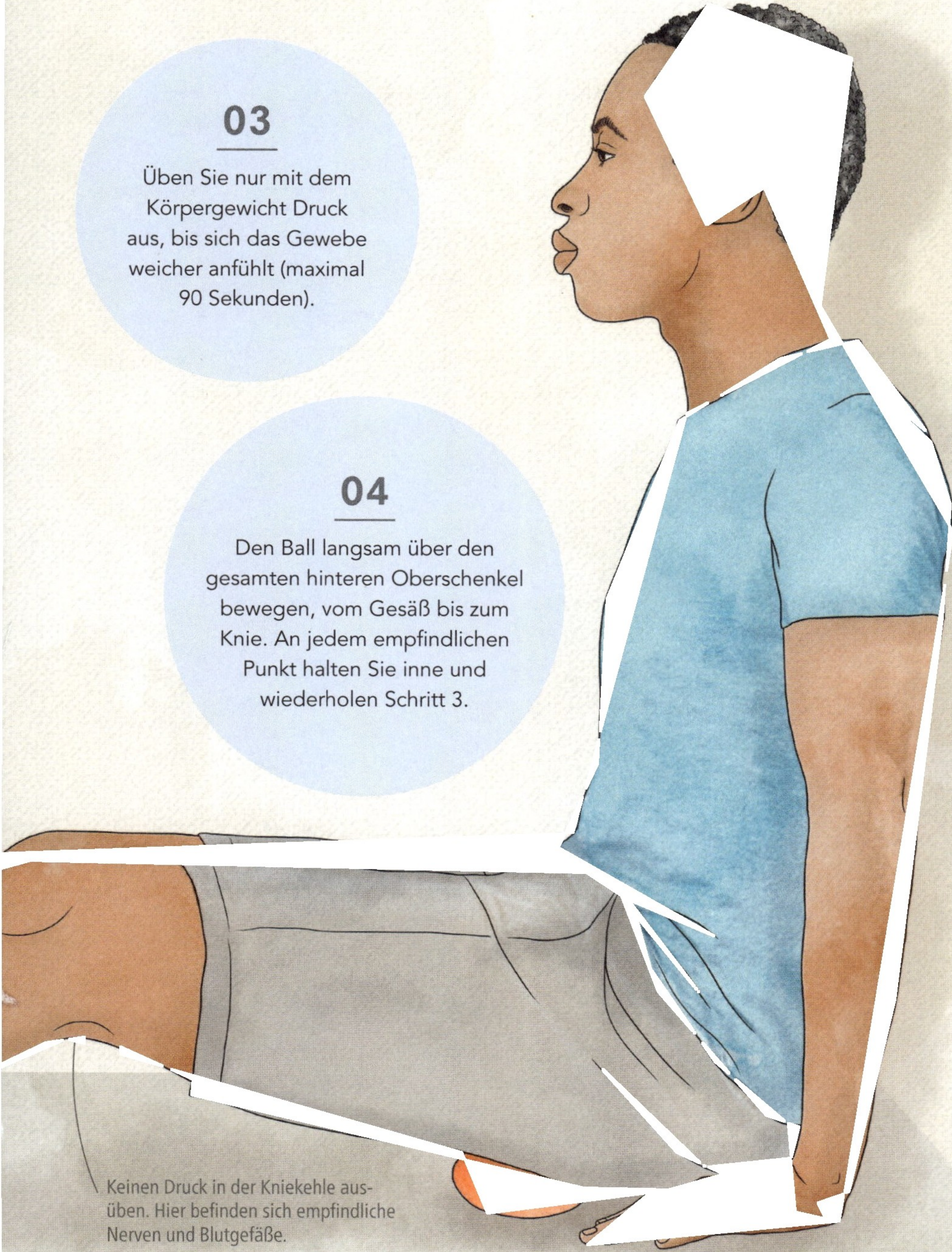

Keinen Druck in der Kniekehle ausüben. Hier befinden sich empfindliche Nerven und Blutgefäße.

INNERER OBERSCHENKEL

Die Adduktoren sind eine Gruppe von fünf Muskeln am inneren Oberschenkel. Mit ihnen schließen wir die Beine. Vor allem bei Sportlern und Tänzern lösen Triggerpunkte hier ein Spannungsgefühl im Lendenbereich aus. Triggerpunkte können auch Schmerzen oder Steifheit im Oberschenkel verursachen und Spreiz- und Drehbewegungen der Beine erschweren. Knackgeräusche in den Hüftgelenken und Schmerzen tief im Becken oder Hüftgelenk treten ebenfalls auf. Die Symptome werden manchmal irrtümlich als Arthritis oder Leistenbruch diagnostiziert.

TYPISCHE SCHMERZMUSTER

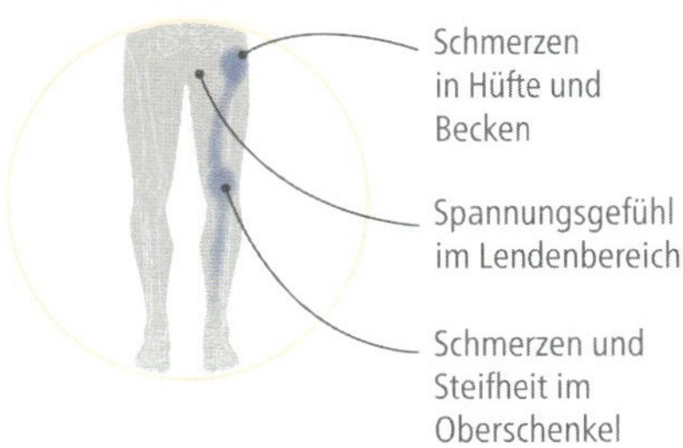

BETEILIGTE MUSKELN

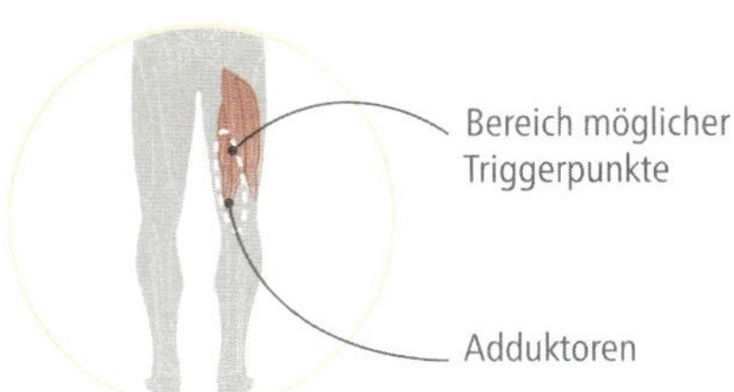

01

Setzen Sie sich auf die Kante eines harten Stuhls und legen Sie einen aufblasbaren Ball unter den oberen inneren Oberschenkel. Alternativ können Sie sich auf die schmerzende Seite legen und das andere Bein so beugen, dass es nicht im Weg ist. Den Ball entsprechend positionieren.

02

Wenn Sie einen empfindlichen Punkt spüren, lassen Sie das Gewicht des Beins bis zu 90 Sekunden auf den Ball drücken.

03

Verschieben Sie den Ball und behandeln Sie weitere Triggerpunkte auf die gleiche Weise.

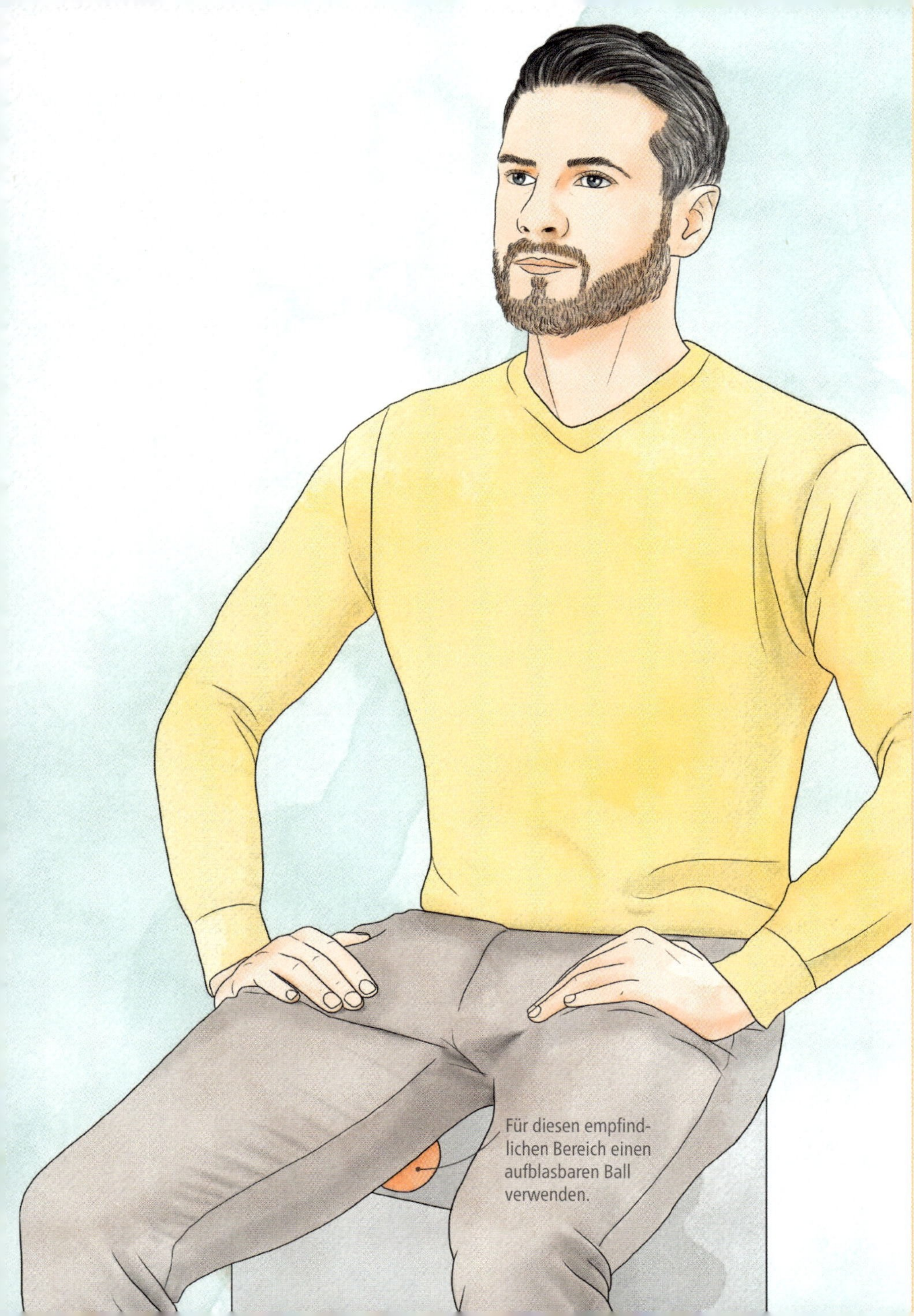
Für diesen empfindlichen Bereich einen aufblasbaren Ball verwenden.

01

Legen Sie sich bäuchlings auf den Boden oder ein Bett und platzieren Sie den Ball unter dem vorderen Oberschenkel. Sie können sich auch im Stehen an eine Wand lehnen.

02

Bewegen Sie das Bein entspannt und langsam über den Ball. Wenn Sie einen empfindlichen Punkt finden, üben Sie punktuellen Druck aus (bis zu 90 Sekunden).

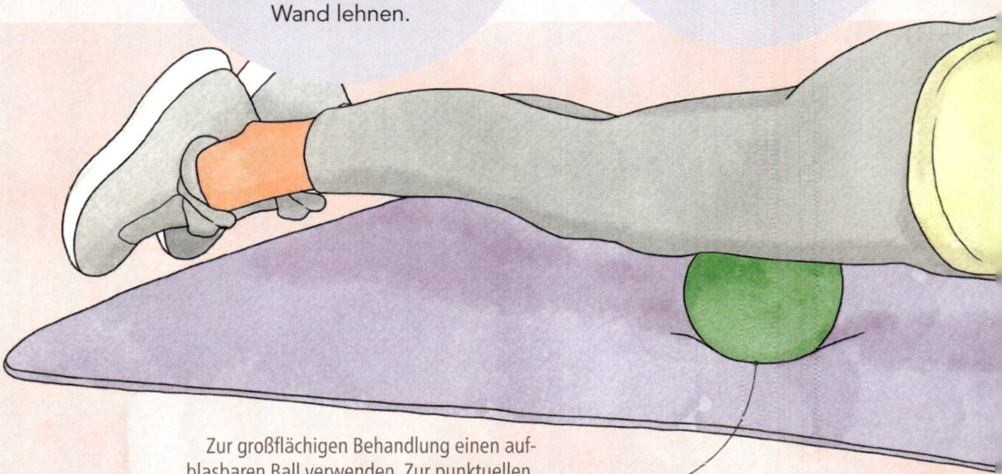

Zur großflächigen Behandlung einen aufblasbaren Ball verwenden. Zur punktuellen Behandlung eignet sich ein Faszienball besser.

VORDERER OBERSCHENKEL

Als *Quadriceps* bezeichnet man die vier Muskeln auf der Vorderseite des Oberschenkels, die bis über das Kniegelenk reichen. Triggerpunkte können Schmerzen verursachen, vor allem unter der Kniescheibe, das Beugen des Knies erschweren oder die Stabilität des Knies mindern. Fehldiagnosen wie Sehnen- oder Schleimbeutelentzündung oder Arthritis kommen häufiger vor.

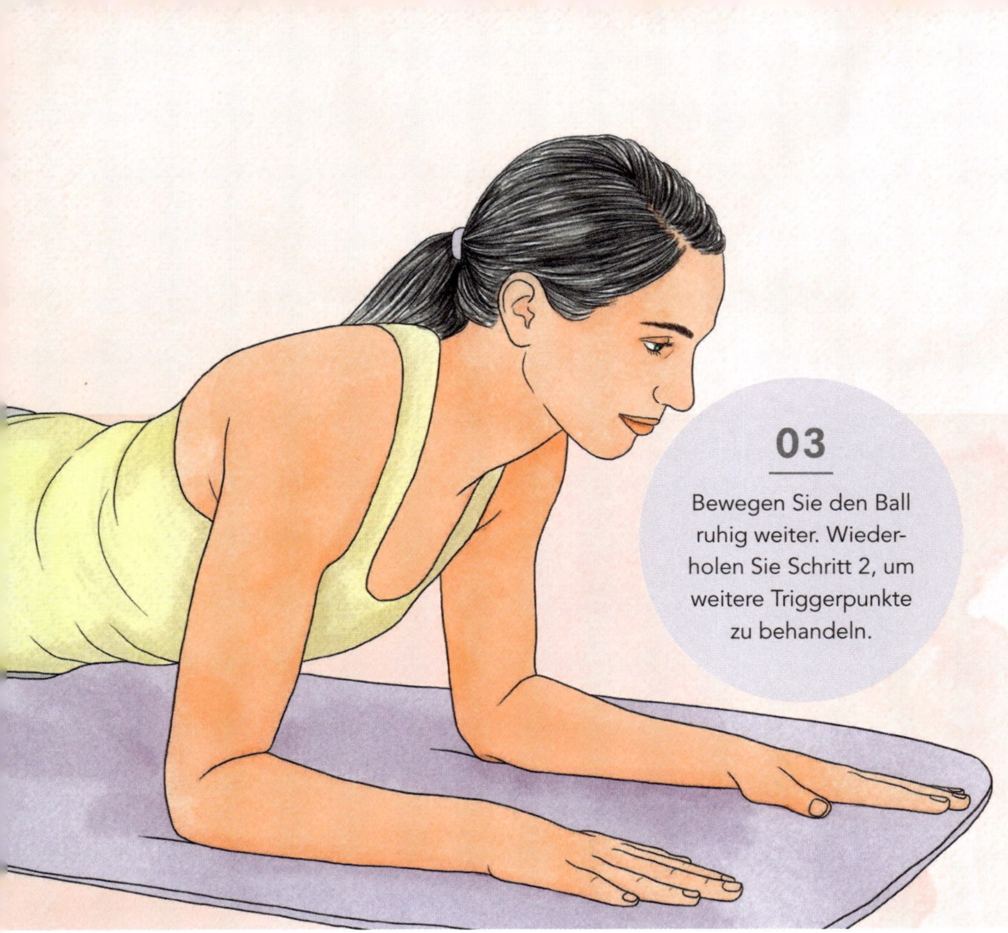

03

Bewegen Sie den Ball ruhig weiter. Wiederholen Sie Schritt 2, um weitere Triggerpunkte zu behandeln.

TYPISCHE SCHMERZMUSTER

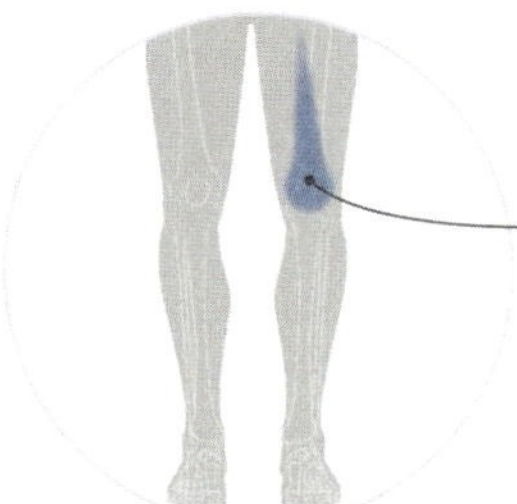

BETEILIGTE MUSKELN

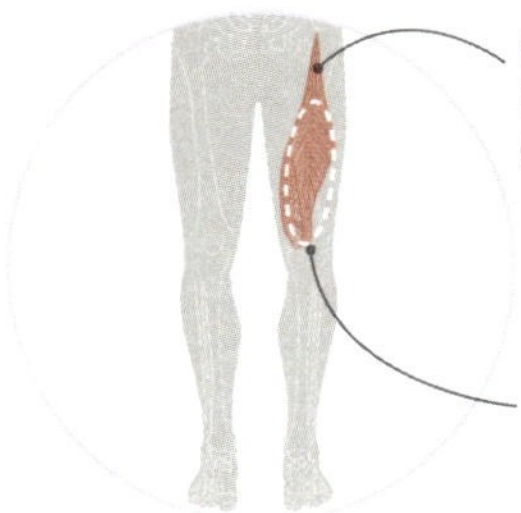

SEITLICHE HÜFTE 2

Der *Tensor fasciae latae* (TFL) ist ein Muskel an der oberen Hüfte, der am Iliotibialband (ITB) ansetzt. Dieses verläuft an der Außenseite des Oberschenkels abwärts bis oberhalb vom Knie. Triggerpunkte können Hüft- und Knieschmerzen verursachen, die beim Gehen oder Laufen auftreten (»Läuferknie«), aber auch in der Seitenlage. Ähnliche Beschwerden können ebenso durch den *Quadriceps* auf der Vorderseite des Oberschenkels (siehe Seite 124–125) ausgelöst werden.

TYPISCHE SCHMERZMUSTER

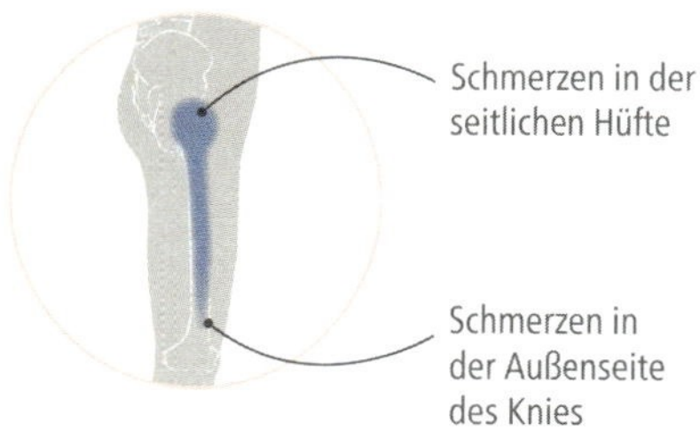

BETEILIGTE MUSKELN

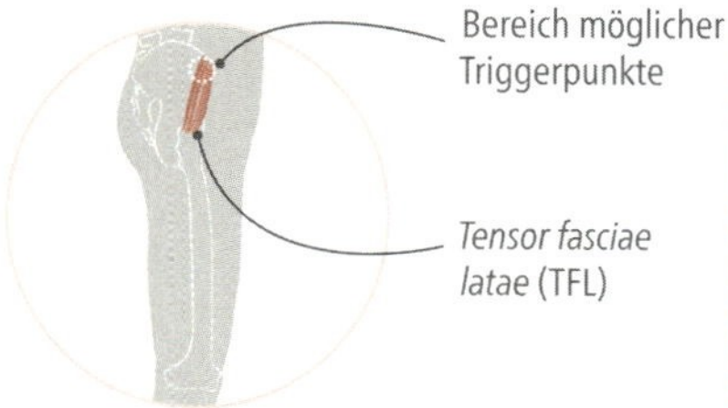

01

Ertasten Sie mit den Fingern die knochige Spitze an der vorderen Hüfte, etwas weiter hinten befindet sich der TFL.

02

Halten Sie einen aufblasbaren Ball an den Muskel. Dann lehnen Sie sich an eine Wand oder legen sich auf den Boden.

03

Das Körpergewicht auf dem Ball ruhen lassen. Bei Empfindlichkeit üben Sie maximal 90 Sekunden punktuellen Druck aus. Dann verschieben Sie den Ball, um weitere Triggerpunkte zu finden und zu behandeln.

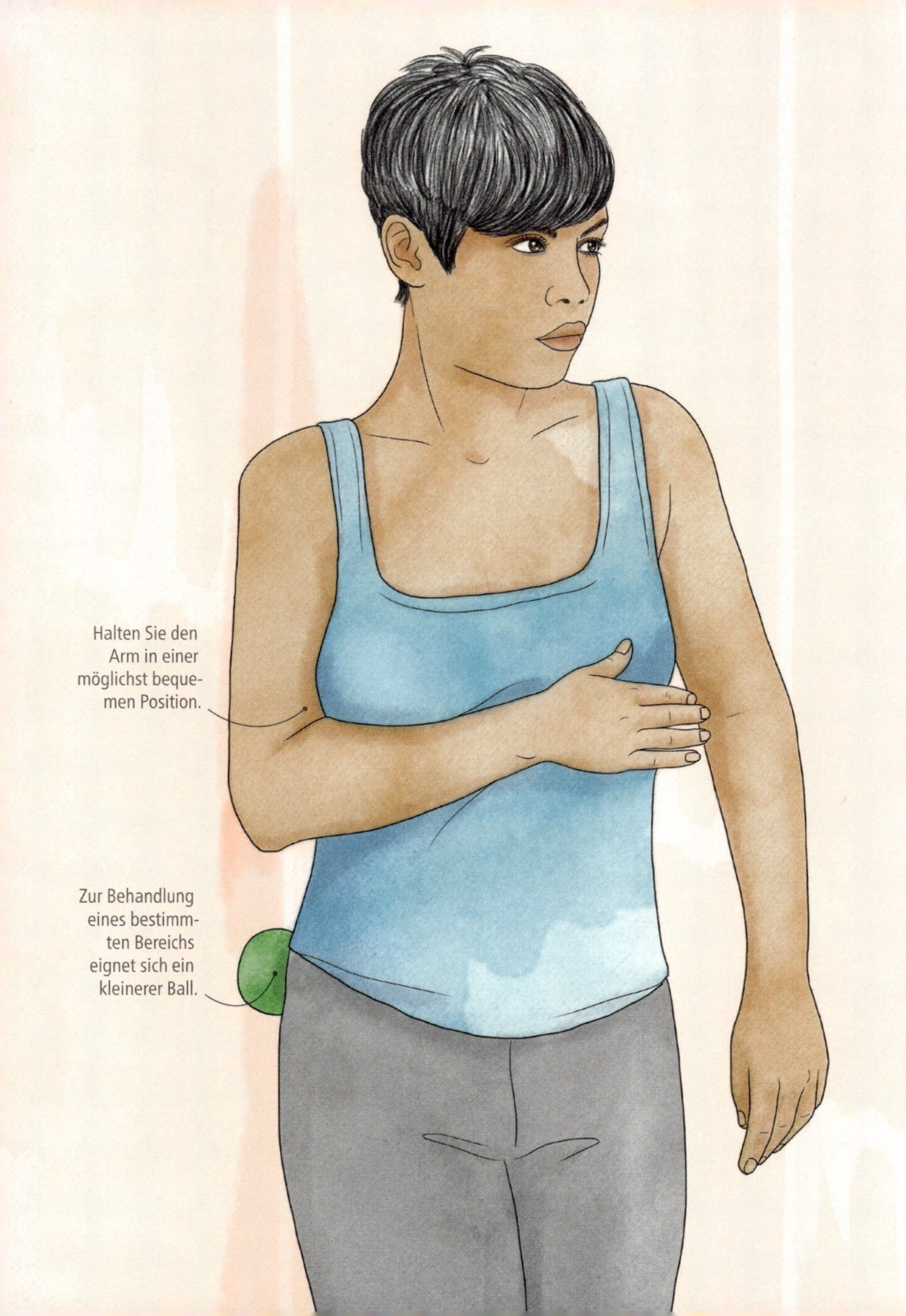
Halten Sie den Arm in einer möglichst beque-men Position.
Zur Behandlung eines bestimm-ten Bereichs eignet sich ein kleinerer Ball.

WADE

Die Waden tragen einen Großteil des Körpergewichts. Beim Gehen, Radfahren, langen Sitzen oder auch durch das Tragen hoher Absätze können Verspannungen entstehen. Triggerpunkte verursachen nicht nur Beschwerden in den Waden selbst, sondern auch in den Füßen (zum Beispiel Plantarfasziitis). Sie können außerdem die Ursache für Schmerzen im unteren Rücken sein.

TYPISCHE SCHMERZMUSTER

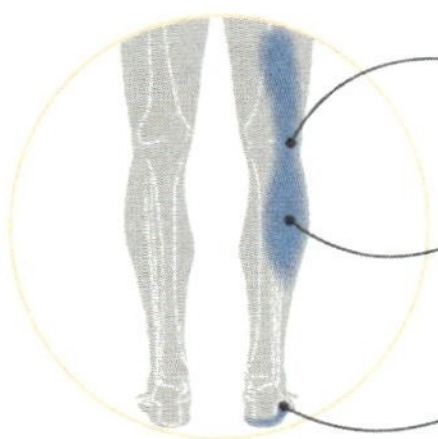

BETEILIGTE MUSKELN

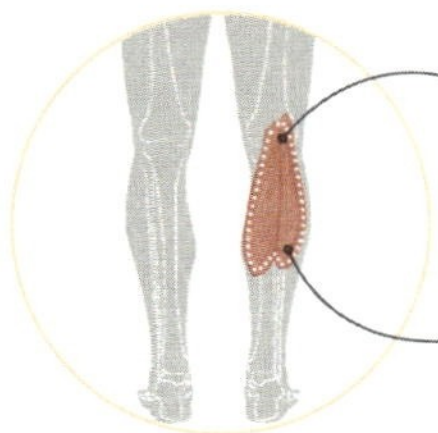

01

Verwenden Sie einen aufblasbaren Ball oder, wenn Sie stärkeren Druck ausüben wollen, einen Faszienball.

02

Setzen Sie sich auf den Boden, angelehnt an eine Wand, oder quer auf ein Sofa. Schieben Sie dann den Ball unter die obere Wade und legen Sie Ihr Bein darauf ab.

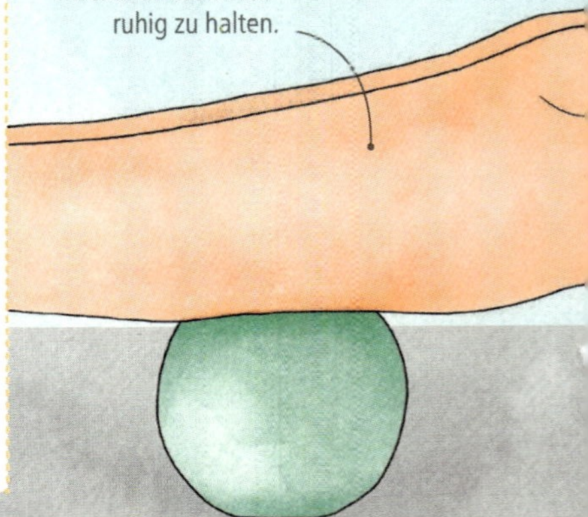

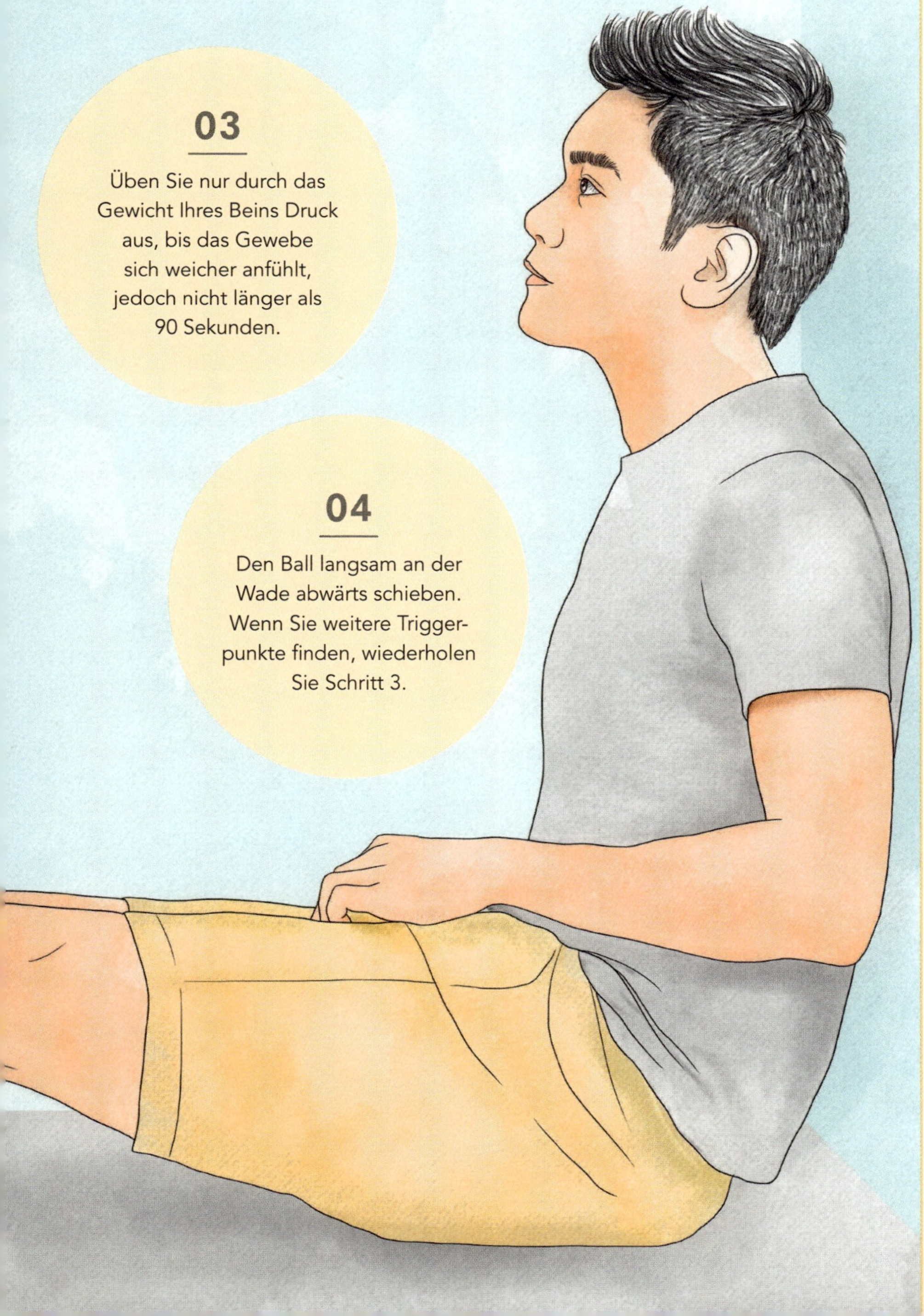

03

Üben Sie nur durch das Gewicht Ihres Beins Druck aus, bis das Gewebe sich weicher anfühlt, jedoch nicht länger als 90 Sekunden.

04

Den Ball langsam an der Wade abwärts schieben. Wenn Sie weitere Triggerpunkte finden, wiederholen Sie Schritt 3.

KNÖCHEL UND FÜSSE

Die Füße drücken die Beine beim Gehen vom Boden ab und dienen beim Beenden eines Schritts oder Sprungs als Stoßdämpfer. Sie sind komplex aufgebaut und müssen viel Gewicht tragen. Darum sind sie anfällig für Schmerzen, die von Triggerpunkten in den Muskeln und dem weichen Gewebe von Unterschenkeln, Knöcheln und Füßen ausgelöst werden.

URSACHEN DER TRIGGERPUNKTE

- Überlastung der Muskeln durch längeres Gehen, Laufen oder Stehen kann zur Bildung von Triggerpunkten führen.
- Durch hochhackige oder enge Schuhe werden die Muskeln eingeengt.
- Triggerpunkte in den oberen Beinen und Hüften können zu übertragenem Schmerz in den Füßen führen.
- Durch Zerrungen werden die Bänder und Sehnen im Knöchel geschwächt. Das fördert die Bildung von Triggerpunkten und die Anfälligkeit für weitere Zerrungen.
- Triggerpunkte in den Unterschenkeln können Schmerzen und Schwellungen in den Knöcheln verursachen.

TYPISCHE BESCHWERDEN

- Plantarfasziitis ist eine entzündliche Erkrankung, die sich durch Schmerzen in der Fußsohle oder der Ferse beim Stehen und Gehen äußert. Die Beschwerden sind morgens oft stärker und lassen beim Gehen nach Tritt besonders häufig bei Menschen auf, die viel Zeit auf den Beinen verbringen.

Schmerzmuster

Position und Art der Schmerzen in Knöcheln und Füßen können Hinweise darauf geben, wo sich die auslösenden Triggerpunkte befinden.

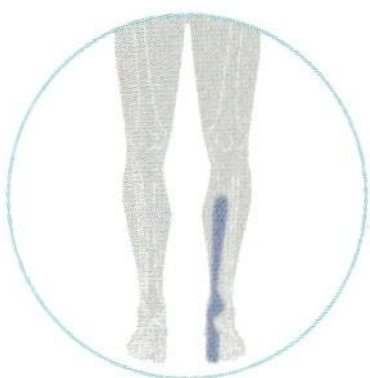

Häufige Triggerpunkte: SCHIENBEIN, Seite 132–133

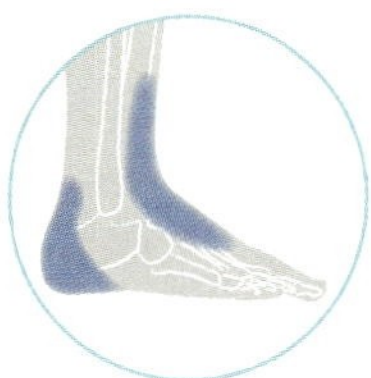

Häufige Triggerpunkte: SEITLICHE WADE, Seite 134–135

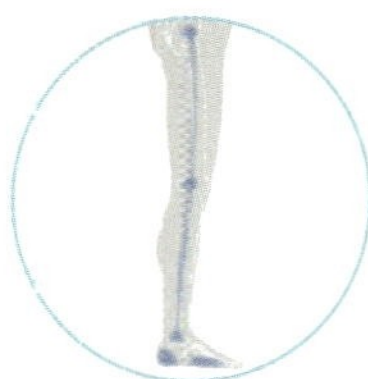

Häufige Triggerpunkte: FUSSSOHLE, Seite 136–137

Triggerpunkte finden

Die Abbildung hilft Ihnen dabei, wahrscheinliche Triggerpunkte und geeignete Behandlungsmöglichkeiten zu finden.

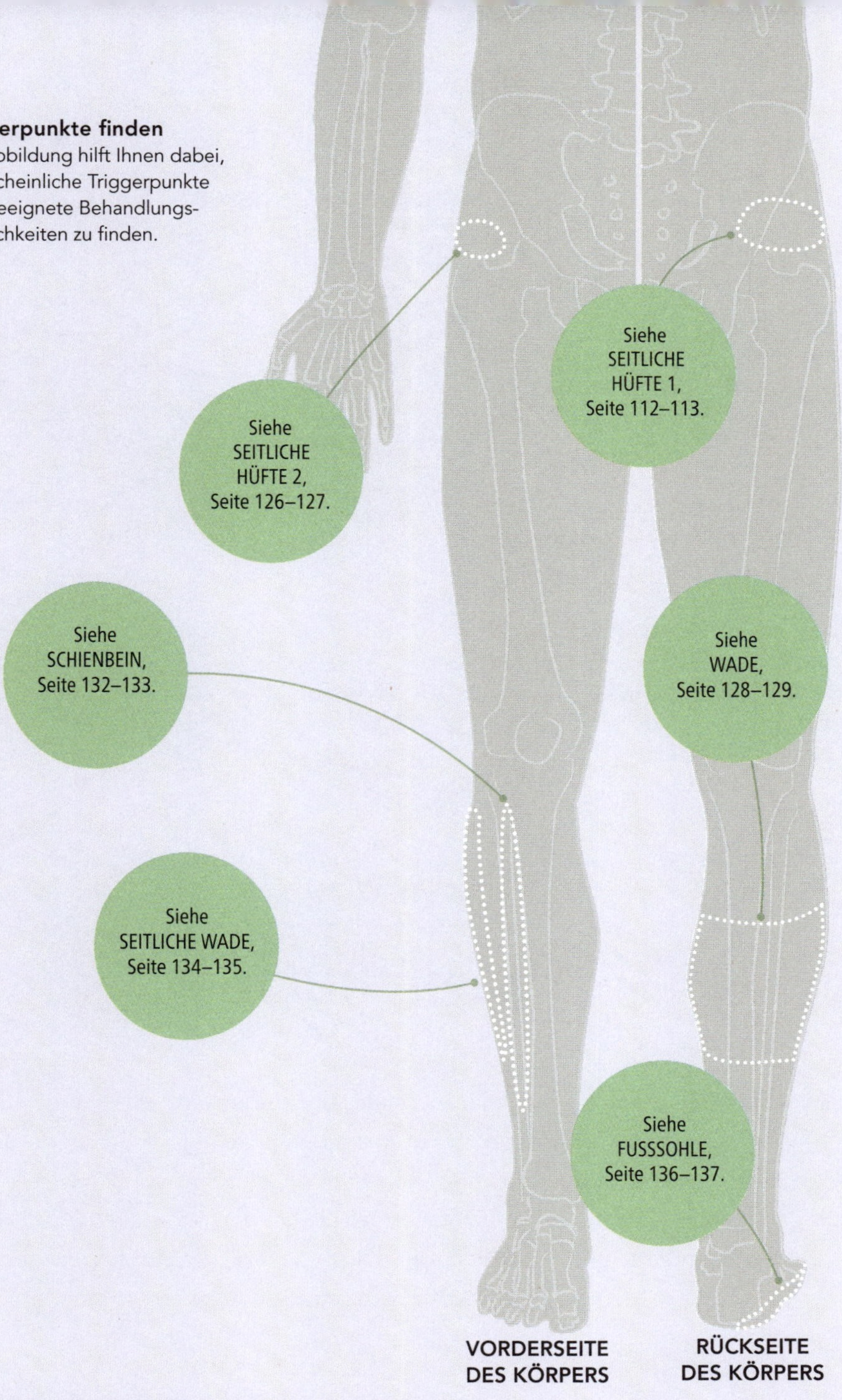

01

Um den Schienbeinmuskel zu finden, tasten Sie die Außenseite des Schienbeins ab. Beim Heben des Fußes ist der Umriss des Muskels zu sehen.

02

Legen Sie sich seitlich auf den Boden oder auf ein Bett. Das schmerzende Bein ist gebeugt.

03

Legen Sie den Ball unter das obere Ende des Muskels und üben Sie nur durch das Gewicht des Beins Druck aus (maximal 90 Sekunden).

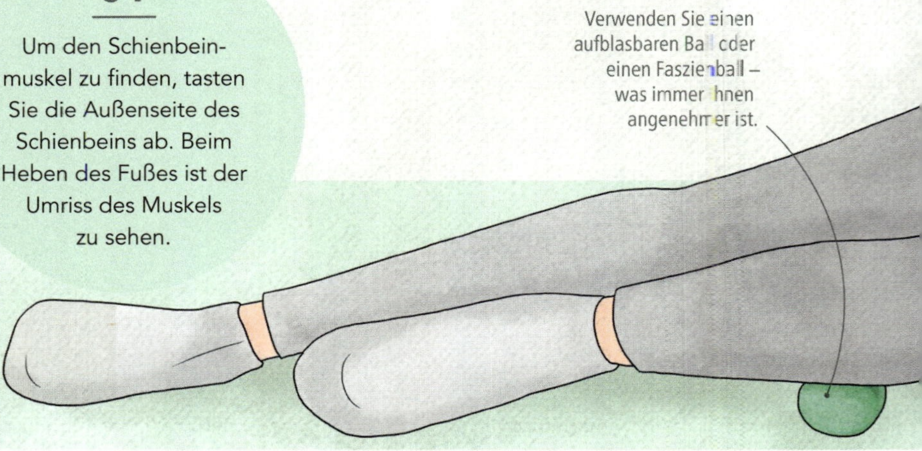

SCHIENBEIN

Der Schienbeinmuskel verläuft entlang der Außenseite des Unterschenkels über den Spann bis zum Fußgewölbe. Er ist auf ganzer Länge des Schienbeins am Knochen angewachsen. Wird der Zug auf den Muskel zu stark, können Schmerzen im Schienbein entstehen, aber auch Beschwerden in Knöchel und Großzehe, die manchmal als Gicht fehldiagnostiziert werden. Manche Betroffenen haben Schmerzen beim Fußheben.

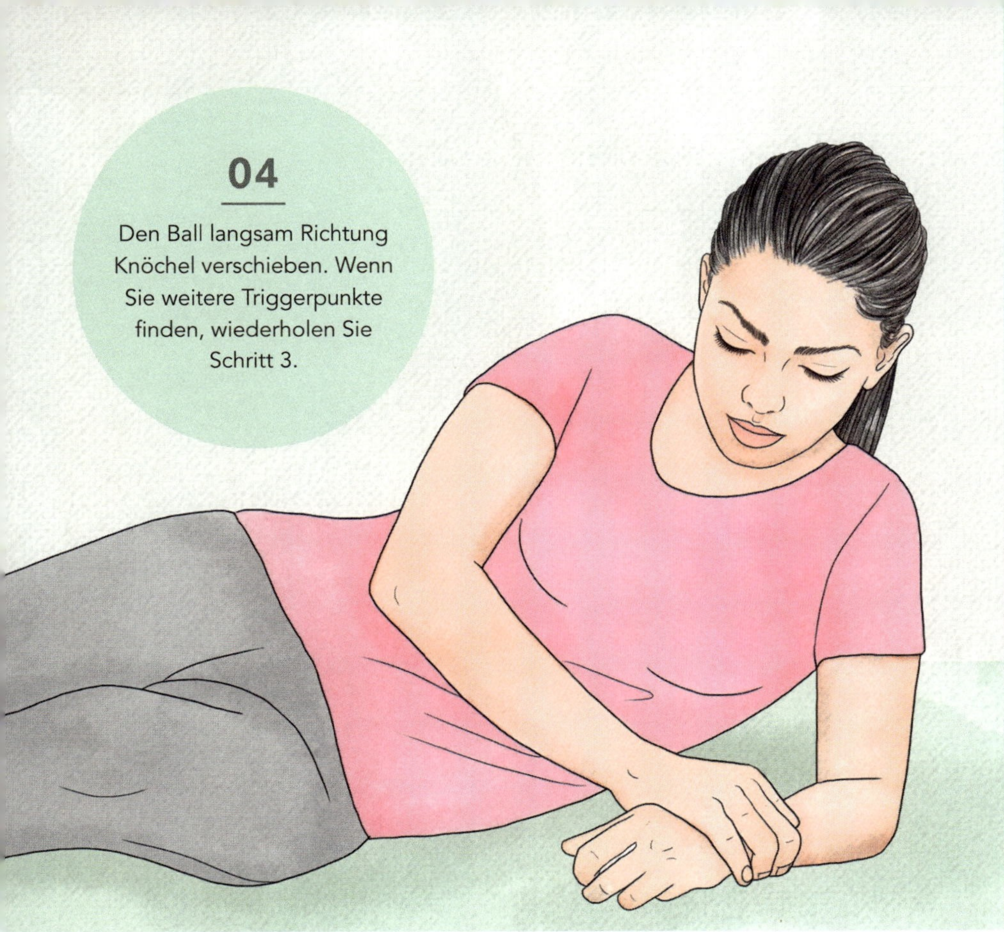
04
Den Ball langsam Richtung Knöchel verschieben. Wenn Sie weitere Triggerpunkte finden, wiederholen Sie Schritt 3.

TYPISCHE SCHMERZMUSTER

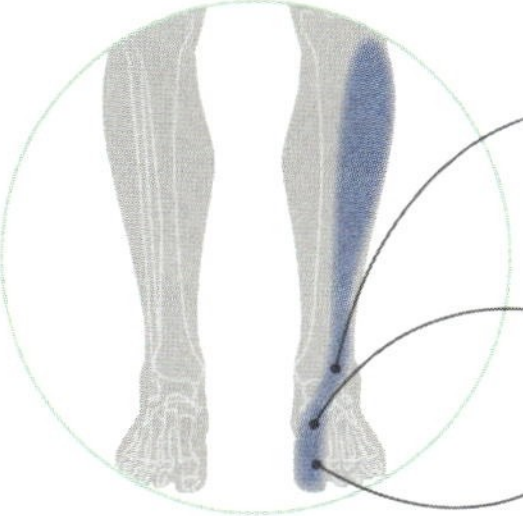

BETEILIGTE MUSKELN

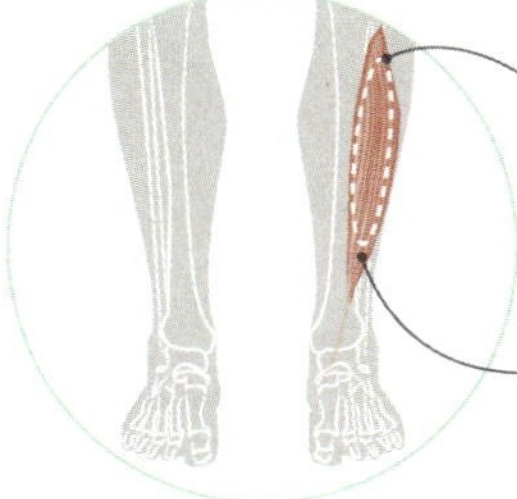

SEITLICHE WADE

Diese Muskelgruppe liegt etwa dort, wo die äußere Hosenbeinnaht verläuft, und setzt sich bis zur Fußsohle fort. Triggerpunkte können Schmerzen und Steifheit im äußeren Knöchelgelenk und im seitlichen Fuß bewirken. Die Beschwerden ähneln denen einer Verstauchung, gehen aber nicht mit einer Schwellung einher. Auch ein Schwächegefühl im Fuß kann auftreten.

01

Um diese Muskelgruppe zu finden, legen Sie die Finger auf die Außenseite des Unterschenkels. Wenn Sie den Fuß nach außen drehen, spüren Sie die Kontraktion der Muskeln.

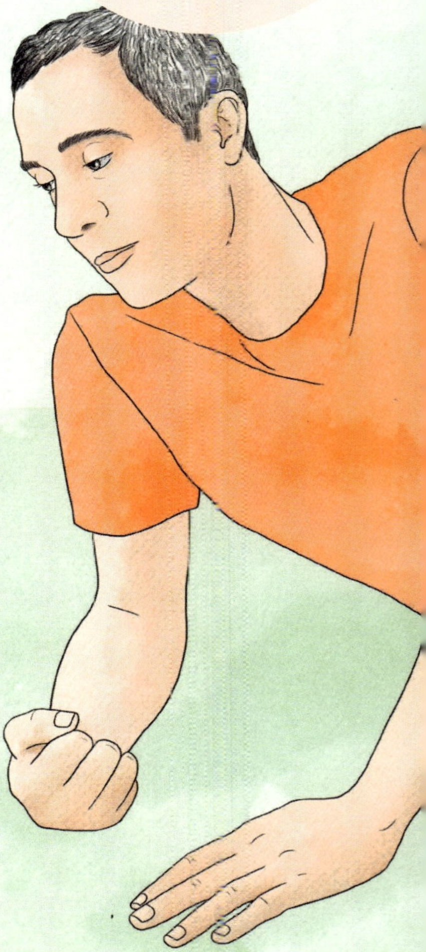

TYPISCHE SCHMERZMUSTER

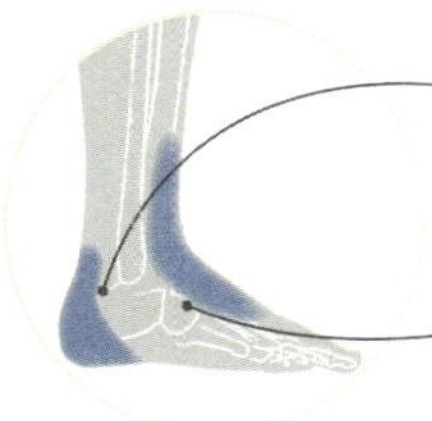

BETEILIGTE MUSKELN

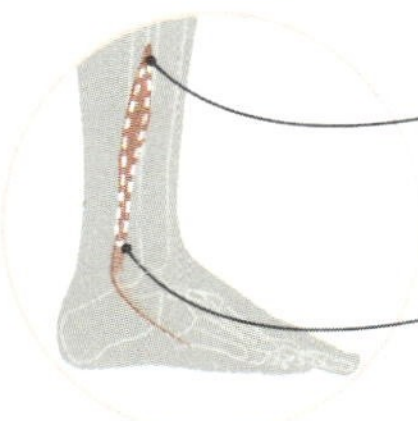

02

Legen Sie sich auf dem Boden oder auf einem Bett auf die schmerzende Seite. Das betroffene (untere) Bein ist leicht gebeugt.

03

Der Ball liegt unter dem oberen Teil des schmerzenden Bereichs. Durch das Gewicht des Beins vorsichtig Druck auf den Muskel ausüben.

04

Halten Sie den Druck, bis das Gewebe weicher wird (maximal 90 Sekunden). Dann den Ball langsam Richtung Knöchel verschieben. Falls Sie weitere Triggerpunkte finden, behandeln Sie diese auf gleiche Weise.

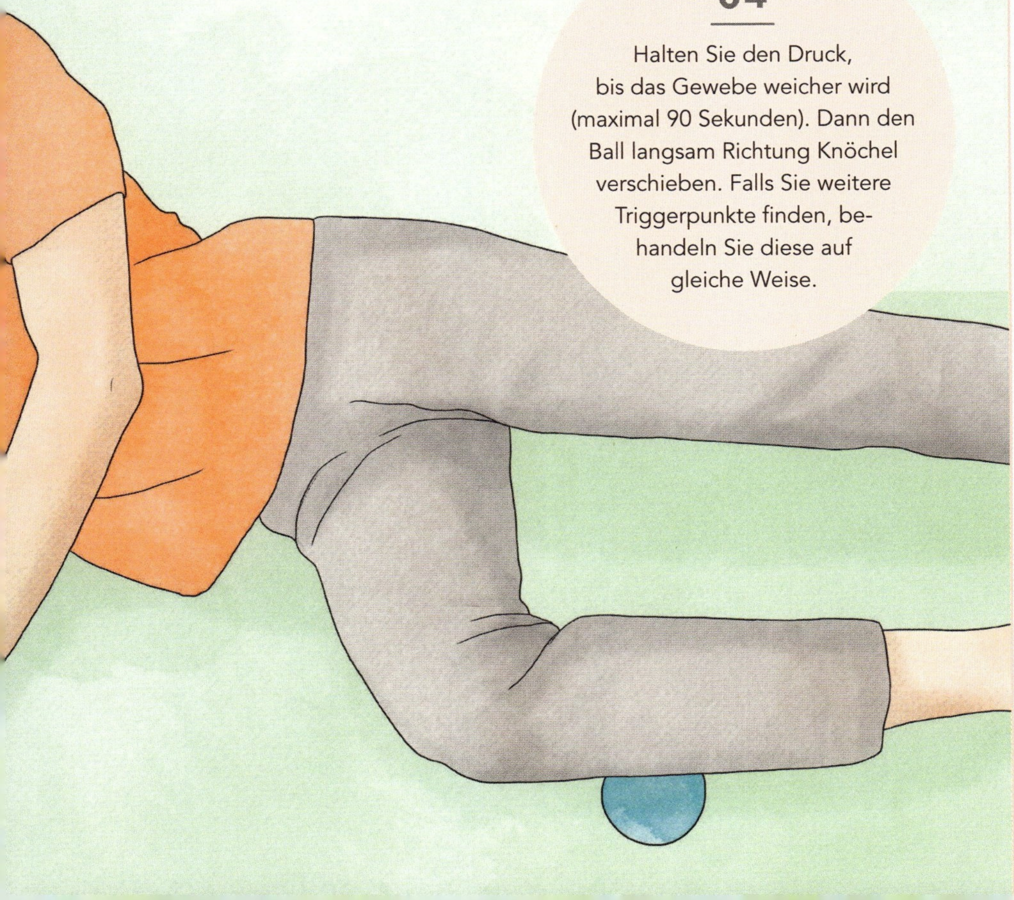

FUSSSOHLE

Die Füße tragen den ganzen Körper. Wenn sie schmerzen, kann sich das auf viele andere Körperteile auswirken. Triggerpunkte in den Fußsohlen entwickeln sich durch alltägliche Aktivitäten wie Gehen und Stehen, aber auch durch das Tragen hoher Absätze. Sie verursachen Schmerzen im ganzen Fuß, in der Ferse oder in der Fußsohle (Plantarfasziitis), manchmal treten auch Steifheit und Taubheitsgefühle auf. Außerdem können sie zu Beschwerden an Knöchel, Knie und Hüfte beitragen.

TYPISCHE SCHMERZMUSTER

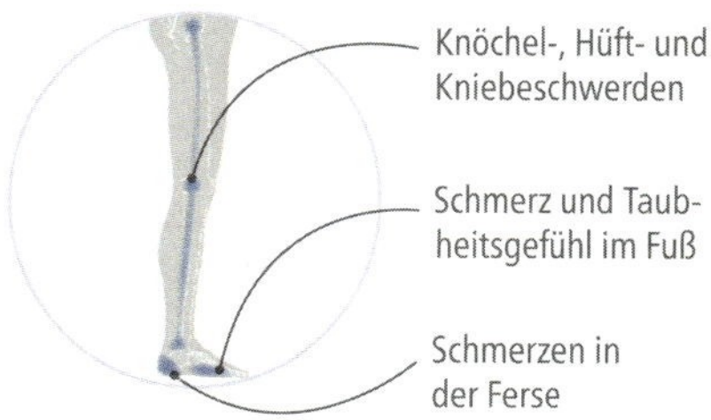

BETEILIGTE MUSKELN

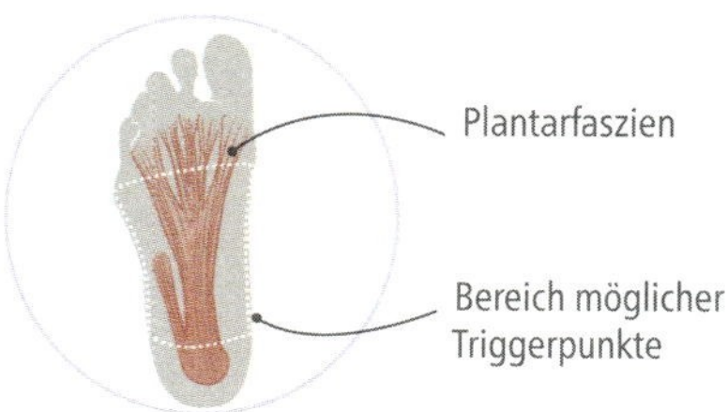

01

Sitzen oder stehen Sie bequem – ohne Schuhe und Strümpfe.

02

Legen Sie einen aufblasbaren Ball unter die Fußsohle und bewegen Sie langsam den Fuß vor und zurück.

03

Wenn Sie einen empfindlichen Punkt finden, üben Sie mit dem Gewicht des Beins stärkeren Druck aus (maximal 90 Sekunden).

04

Den Fuß langsam weiterbewegen und Schritt 3 wiederholen.

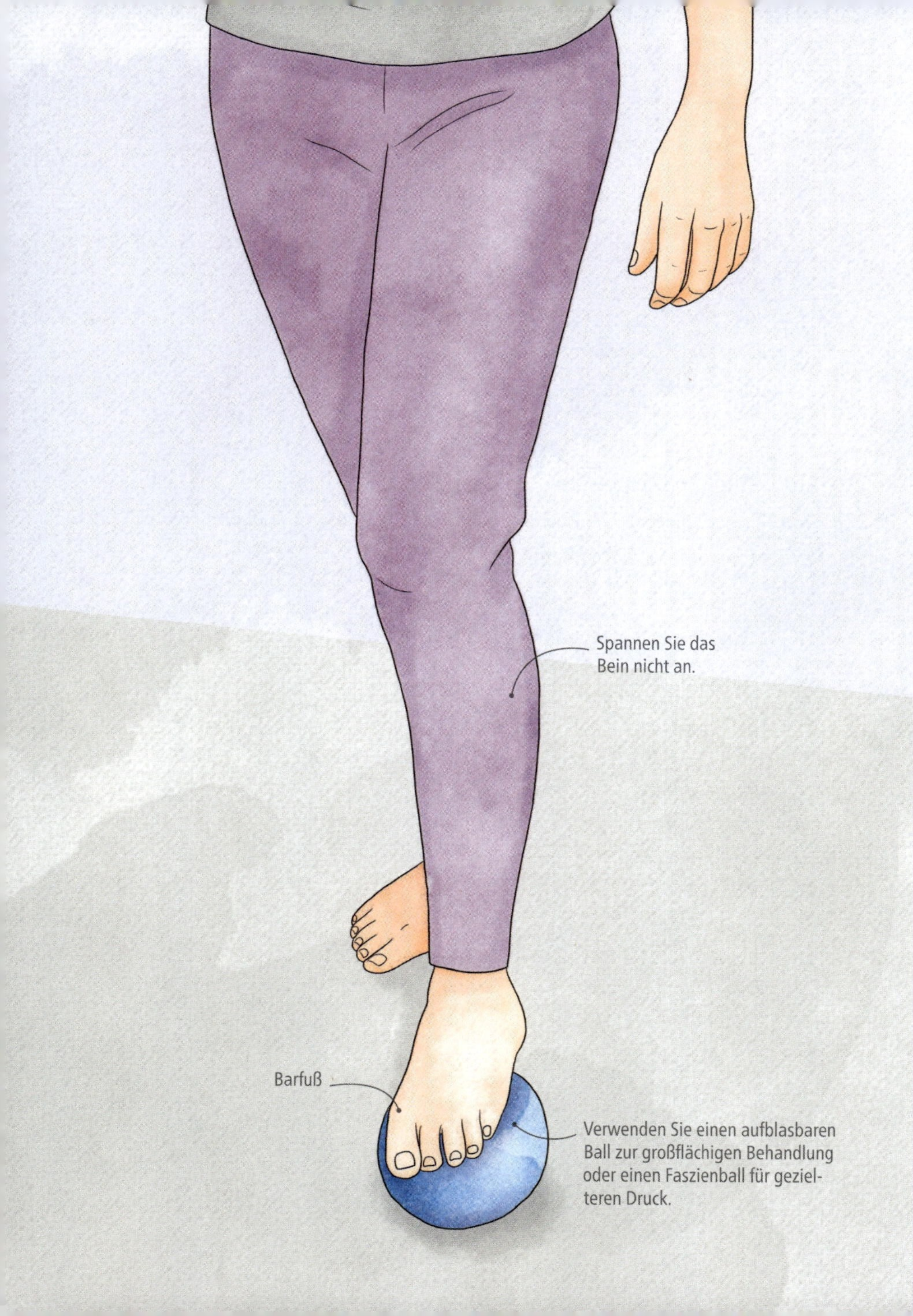
Spannen Sie das Bein nicht an.
Barfuß
Verwenden Sie einen aufblasbaren Ball zur großflächigen Behandlung oder einen Faszienball für gezielteren Druck.

WEITERE INFORMATIONEN

Wer sich mit Triggerpunkten beschäftigen möchte, muss sich auch mit den Faszien auskennen – dem Bindegewebe des Körpers. Es gibt eine Vielzahl von Informationsquellen für professionelle Therapeuten. Leser, die nicht über medizinisches Fachwissen verfügen, sich aber dennoch genauer über das Thema informieren möchten, finden auf dieser Seite einige Anregungen.

WEITERFÜHRENDE LITERATUR

Endlich frei von Schmerzen: Einfache Übungen und Faszienmassagen, um chronische Schmerzen zu behandeln
von Amanda Oswald (Riva, 2019)
Das Werk erklärt klar und gut verständlich den Zusammenhang zwischen Faszien und chronischen Schmerzen und bietet mit einfachen Übungen und Massagetechniken Hilfe zur Selbsthilfe. Erhältlich als gedrucktes Buch und eBook.

ONLINE

Jean-Claude Guimberteau
Der französische Handchirurg hat sich darauf spezialisiert, Faszien im lebenden Körper zu filmen. Seine faszinierenden Videos zeigen anschaulich, wie verschiedene Körperteile miteinander in Beziehung stehen und wie Einschränkungen und Triggerpunkte in einem Bereich Auswirkungen auf andere Bereiche haben können. Auszüge sind auf YouTube zu finden, indem man als Suchbegriff den Namen Jean-Claude Guimberteau eingibt.

HILFSMITTEL

Die in diesen Buch vorgestellten aufblasbaren Massagebälle können unter der Bezeichnung »Myofascial Release Kit« bei der Pain Care Clinic – paincareclinic.co.uk – und bei Amazon bestellt werden.

Andere Hilfsmittel wie Faszienbälle, -rollen und Massagestäbe sind in Sanitätshäusern, im Sportfachhandel sowie online erhältlich.

INFORMATIONEN UND THERAPEUTEN

Viele Physiotherapeuten, die sich auf Massagetechniken spezialisiert haben, bieten auch Triggerpunktbehandlungen an. Die Behandlung durch einen qualifizierten Therapeuten, der Kenntnisse in Faszientherapie und Myofascial Release besitzt, verfolgt einen ganzheitlichen Ansatz.

paincareclinic.co.uk – In Großbritannien ansässige Kliniken unter der Leitung von Amanda Oswald, die sich auf Myofascial Release und Triggerpunkttherapie spezialisiert haben.

myofascial.de – Deutsche Gesellschaft für Myofascial Release e. V.

igtm.org – Internationale Gesellschaft für Schmerz- und Triggerpunktmedizin e. V.

imtt.ch – Interessengemeinschaft für myofasziale Triggerpunkt Therapie

REGISTER

Fett gedruckte Einträge verweisen auf spezifische Behandlungen.

E

F

G

H

I

K

L

T

U

V

W

Z

DIE AUTORIN

Amanda Oswald hat sich auf gezielte Faszien- und Triggerpunkt-Behandlungen spezialisiert. In den letzten Jahren hat sie zahlreiche Patienten mit komplexen chronischen Schmerzen behandelt. Sie leitet die Pain Care Clinic mit mehreren Standorten in Großbritannien. Sie setzt bei der Therapie auf einen ganzheitlichen Ansatz, der neben verschiedenen Techniken der Körperarbeit die kognitive Hypnotherapie umfasst. Patienten sollen so in die Lage versetzt werden, chronische Schmerzen mit einfachen Faszienmassagen und Triggerpunkt-Techniken selbst zu lindern. Amanda Oswald ist Autorin des Buchs *Endlich frei von Schmerzen: Einfache Übungen und Faszienmassagen, um chronische Beschwerden selbst zu behandeln.* Neben ihrer Tätigkeit in der Klinik leitet sie Workshops für Personen mit chronischen Schmerzen und ist in der Ausbildung von Physiotherapeuten tätig.

DANK DER AUTORIN

Ich möchte all denen danken, die mir geholfen haben, chronische Schmerzen besser zu verstehen und zu behandeln. Damit sind an erster Stelle meine Patienten gemeint. Von jedem Einzelnen konnte ich etwas über den Zusammenhang zwischen Schmerzen und dem faszinierenden Gebiet der Faszien und Triggerpunkte lernen. So hatte ich im Lauf der Jahre viele Lehrer, denen ich zu verdanken habe, dass ich heute über ein umfangreiches Wissen verfüge. Besonderer Dank geht an Kahn Priestley für zuverlässige und beständige Unterstützung und viel Geduld mit meiner Tendenz, in Randbereiche des Themas abzuschweifen.

DANK DES HERAUSGEBERS

DK UK dankt den folgenden Personen für ihre Mitwirkung an diesem Buch: Mandy Earey für zusätzliche Illustrationen und Mitarbeit am Layout, Steve Crozier für die Retusche, John Friend für das Korrektorat und Marie Lorimer für das Register.

Ein Hinweis zu geschlechtlichen Identitäten

Der DK Verlag erkennt alle geschlechtlichen Identitäten an. Nach Möglichkeit wird im Buch eine gendergerechte Sprache berücksichtigt, sofern dies inhaltlich sinnvoll ist bzw. den historischen Fakten entspricht; stellenweise wird aus Platzgründen oder Gründen der besseren Lesbarkeit jedoch das generische Maskulinum verwendet.